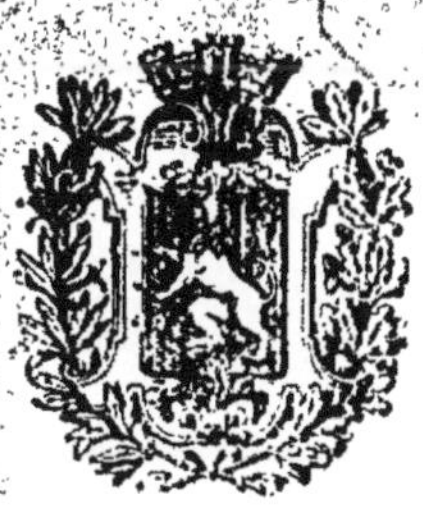

DR B. A. SAMOCOVLIEFF

Des Congestions

pulmonaires

non tuberculeuses

LOCALISÉES AU SOMMET ET SIMULANT LA TUBERCULOSE

LYON

A. STORCK & Cie, ÉDITEURS

8, rue de la Méditerranée

1900

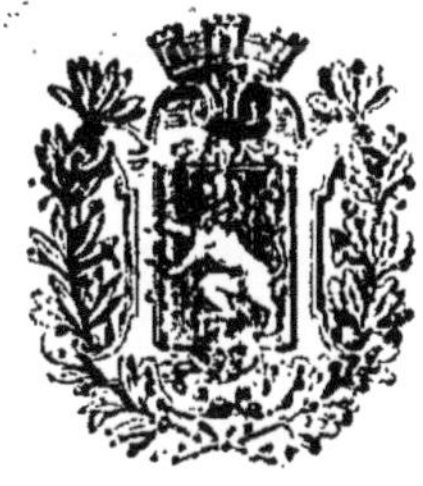

Dᴿ B. A. SAMOCOVLIEFF

Des Congestions pulmonaires

non tuberculeuses

LOCALISÉES AU SOMMET ET SIMULANT LA TUBERCULOSE

LYON

A. STORCK & Cⁱᵉ, ÉDITEURS

8, rue de la Méditerranée

1900

Que M. le professeur J. Renaut, dont j'ai eu l'honneur de suivre avec assiduité les savantes leçons pendant plus de deux ans et demi, et à qui je dois une grande partie de mes connaissances médicales, veuille bien accepter le témoignage de mon inaltérable reconnaissance. Il m'a toujours honoré d'une attention particulière et il me fait encore aujourd'hui l'honneur d'accepter la présidence de ma thèse, dont il fut l'inspirateur.

Que M. le professeur Bondet, dont j'ai suivi l'enseignement pendant un semestre avec beaucoup d'intérêt et de profit, veuille bien, lui aussi, agréer l'hommage de ma vive et respectueuse gratitude.

Tous les maîtres de l'Université lyonnaise qui ont participé à mon éducation médicale ont droit à un témoignage de reconnaissance, que je suis heureux de leur exprimer ici.

Je n'aurai garde d'oublier mes maîtres de la Faculté de Nancy qui ont guidé mes premiers pas dans la carrière médicale. Je conserverai toujours le meilleur souvenir de MM. les professeurs Gross, Spilmann, Bernheim, Weiss, Prenant, Nicolas et du bien regretté doyen, M. Heïdenreïch.

Que MM. Mollard et Lyonnet, médecins des hôpitaux, dont j'ai maintes fois suivi les savantes leçons au lit du malade et dont j'ai pu apprécier l'amabilité, veuillent bien me permettre de leur exprimer ici toute ma reconnaissance.

Que M. le D^r Cl. Bernoud, ex-interne des hôpitaux de Lyon, me permette de lui exprimer mes remerciements les plus sincères. Il a bien voulu me donner des conseils pratiques et me traiter en ami, je l'assure de mes sentiments affectueux.

Je n'oublierai pas non plus d'adresser mes remerciements aux internes successifs de M. le professeur Renaut : MM. Pehu, Cade et Lesieur, auprès desquel j'ai toujours trouvé le plus bienveillant accueil.

INTRODUCTION

Les congestions pulmonaires en général ont été pendant
tout ce siècle l'objet de travaux très nombreux; cependant cette congestion exclusivement localisée aux
sommets n'a pas été étudiée d'une façon spéciale.

A part le travail de M. Bernheim qui attira l'attention
sur leur existence au cours du rhumatisme articulaire
aigu, et celui de M. de Brun sur les congestions pulmonaires localisées aux sommets chez les cachectiques
paludéens, les autres travaux sur cette question ne sont
que de petites mentions ou des fragments épars publiés
çà et là.

De l'étude que j'ai faite sur ce sujet, j'ose dire que
beaucoup d'autres médecins que ceux qui ont avoué
publiquement au monde médical leur erreur de diagnostic
ou mieux leur surprise ont eu l'occasion de diagnostiquer une tuberculose du sommet et de voir disparaître
cette prétendue tuberculose en quelques jours.

Ils ont gardé le silence ne se doutant pas du service
qu'ils auraient rendu à la science médicale; parce que
plus souvent on aurait mentionné pareille erreur, plus
elle aurait attiré l'attention et son étude si importante
n'aurait pas été négligée.

Car il existe réellement une congestion pulmonaire non tuberculeuse du sommet qui par ses signes stéthoscopiques, par son siège, et parfois même par les hémoptysies et l'état général du malade simule si bien la tuberculose pulmonaire dans ses trois périodes, mais surtout dans la première, que des autorités comme Woillez, Huchard, Teissier, Marfan, Bernheim, etc., se sont trompées dans leur diagnostic. Et ce n'est pas seulement alors qu'on ne connaissait pas le bacille de la tuberculose et sa recherche que cette erreur se faisait, mais hier, aujourd'hui et demain encore le diagnostic erroné sera possible, tant il est difficile de faire le diagnostic différentiel entre cette congestion non tuberculeuse du sommet du poumon et la véritable tuberculose de la même région ! Et, je le répète, ceci parce que cette congestion pulmonaire du sommet donne les mêmes signes à la percussion et à l'auscultation que la tuberculose ; quelquefois des hémoptysies et l'état général du malade viennent encore fortifier le diagnostic d'une tuberculose, et induire encore le médecin en erreur.

Tout ceci ressortira des observations et citations que j'ai pu réunir et que je place dans le chapitre *Étiologie*. A l'appui de mes opinions je rapporte vingt-six observations dont sept, avec autopsie et des citations d'auteurs de grande valeur, derrière lesquels je m'abrite pour affirmer l'existence de ces congestions.

Des observations que je rapporte ici et de l'étude que j'ai faite en consultant les différents auteurs, je puis conclure : la congestion pulmonaire non tuberculeuse localisée aux sommets et simulant la tuberculose se présente sous deux formes :

1º Comme maladie aiguë ou chronique isolée, pouvant simuler la première et la seconde période de la tuberculose pulmonaire ;

2º Comme état pathologique combiné à d'autres maladies dont elle est une complication et pouvant simuler n'importe quelle période de la tuberculose pulmonaire.

On voit donc déjà combien est importante l'étude de cette forme de congestion pulmonaire.

Mon Maître, M. le professeur Renaut, en me confiant l'étude de cette question m'a fait un grand honneur et je tiens une fois de plus à lui exprimer ma profonde reconnaissance.

J'ai cherché dans la mesure de mes forces à faire une étude aussi complète que possible de la question, pour ouvrir la voie d'une façon générale cette étude que d'autres reprendront et étudieront à fond, car je n'ai point la prétention d'avoir épuisé complètement ce sujet.

Je réclame toute l'indulgence parce que quoiqu'il y ait un an que j'ai commencé cette étude le temps ne m'a pas suffi. J'aurais voulu continuer encore l'étude de cette question mais des circonstances imprévues et indépendantes de ma volonté m'ont forcé de clore mes recherches plus tôt que je ne pensais et de me borner à ce que j'ai pu recueillir jusqu'ici.

Je vais exposer l'étude du sujet de la façon suivante :

1º Étiologie et observations ;

2º Symptômes ;

3· Diagnostic ;

4º Marche et pronostic ;

5º Traitement.

Je n'ai pas jugé utile d'ajouter un chapitre d'anatomie pathologique car cette congestion pulmonaire du sommet est identique aux congestions pulmonaires banales et ne présente rien de particulier.

ÉTIOLOGIE

La congestion pulmonaire non tuberculeuse siégeant aux sommets et simulant la tuberculose, ai-je dit dans l'introduction, se présente sous deux formes :

1° Comme maladie spéciale aiguë ou chronique ;

2° Comme état pathologique combiné à d'autres maladies, dont elle est une complication.

Comme maladie spéciale, la congestion du sommet se rencontre chez les arthritiques, les goutteux et les rhumatisants chroniques.

Comme état pathologique combiné à d'autres maladies on la trouve :

1° Dans la fièvre typhoïde ;

C'est toujours au début de la fièvre qu'elle se présente, simulant la tuberculose d'autant mieux que les symptômes de la dothiénenterie ne sont pas encore au complet et que ceux qui existent sont souvent atténués ou d'une interprétation indécise ;

2° Dans le rhumatisme articulaire aigu dont elle peut précéder l'attaque d'un ou deux jours (Bernheim) ou ne se montrer que quelques heures ou quelques jours après les douleurs articulaires ;

3° Il existe une forme pseudo-phymique de la grippe (Teissier) à localisation du sommet qui ne donne que de la simple congestion pulmonaire. Chose remarquable, elle simule la tuberculose à la troisième période. Les signes cavitaires et les crachats purulents conduisent à l'erreur;

4° On la rencontre chez les néphritiques (Renaut) ;

5° Dans le paludisme ;

Ici la congestion pulmonaire du sommet se montre à la période cachectique et on comprend combien l'erreur est facile;

6° La rougeole et la coqueluche, quand elles laissent une bronchite chronique, « par les mucosités et les épithéliums dont elle obstrue les petites bronches et y entretient un état fluxionnaire plus ou moins considérable » (Bouchut), deviennent indirectement cause de congestions pulmonaires chroniques localisées aux sommets et simulant le premier degré de la tuberculose;

7° Quoique les myocardites donnent habituellement de la congestion pulmonaire qui débute par la base, elles peuvent parfois ne donner de la congestion pulmonaire qu'au sommet ;

Je rapporte une observation avec autopsie qui confirme la possibilité de cette congestion pulmonaire d'origine myocardique;

8° Les aortites aiguës donnent parfois, contrairement à la règle, de la congestion pulmonaire exclusivement localisée aux sommets ;

9° Chez les néoplasiques à la période cachectique on voit aussi de ces congestions simples qui se localisent aux sommets et en imposent pour une tuberculisation ;

10° L'ulcère de l'estomac peut exceptionnellement se compliquer de la simple congestion des sommets des poumons donnant d'autant mieux le change qu'est plus grande la fréquence de la tuberculose comme complication ultime et fatale de l'ulcère de l'estomac ;

11° Parmi les bizarres et nombreuses manifestations de l'hystérie, il faut mentionner celle de simuler la tuberculose par la simple congestion pulmonaire du sommet qu'elle est capable de donner ;

En effet, les hystériques peuvent avoir une simple congestion du sommet des poumons, qui tient probablement à la névrose, et qui se manifeste par les signes locaux consistant en: sonorité aiguë ou submatité légère à la percussion, avec faiblesse respiratoire ; quand ces signes stéthoscopiques s'accompagnent de fièvre et d'amaigrissement progressif comme dans l'observation que je rapporte plus loin on comprend que cette simple congestion puisse en imposer pour une tuberculose pulmonaire.

12° Le goitre exophtalmique, probablement par les nombreux troubles qu'il produit sur les plexus cardiaque et pulmonaire, serait capable de donner exceptionnellement de la congestion pulmonaire du sommet pouvant simuler la tuberculose jusqu'à la mort du malade. J'en rapporte une observation avec autopsie ;

13° Enfin, l'ampliation exagérée et répétée du thorax semble aussi capable de donner de la congestion pulmonaire du sommet même accompagnée d'abondante hémoptysie.

J'en rapporte une observation à titre de curiosité.

A ma connaissance, telle est l'étiologie des congestions

pulmonaires non tuberculeuses, localisées aux sommets et simulant la tuberculose. Comme on le voit elle est très variée.

Voici maintenant les observations et les citations d'où j'ai tiré cette étiologie.

OBSERVATIONS

______

Cas de fièvre typhoïde avec congestion pulmonaire localisée au sommet et simulant la tuberculose.

Les congestions pulmonaires les plus fréquentes au cours de la fièvre thyphoïde sont les congestions passives localisées à la base ou qui tout au moins y commencent.

Mais il y a nettement des cas où cette congestion débute par le sommet, y persiste quelque temps et disparaît ou se propage dans le reste du poumon, et cette congestion du sommet simule si bien la tuberculose que parfois elle fait méconnaître la fièvre typhoïde aux dépens de laquelle elle s'est manifestée. Ceci parce que dans ces cas, alors que la congestion pulmonaire du sommet s'est établie, les symptômes de la fièvre typhoïde ne sont pas au complet ou ceux qui existent sont atténués et passent pour ainsi dire inaperçus devant les signes pulmonaires. En effet, ce que l'on trouve, c'est une submatité ou une matité dans les régions habituelles de la tuberculose, des craquements secs ou râles humides et souffles presque caractéristiques de la tuberculose à la première période ou en ramollissement.

Si en même temps que ces signes il y a des douleurs de tête, des vomissements ou du délire, on conçoit que le diagnostic penchera vers la tuberculose. Et ce diagnostic persistera jusqu'au jour où les taches rosées apparaîtront et où cette congestion disparaîtra ou se propagera dans le reste du poumon.

OBSERVATION I

*Fièvre typhoïde à forme pulmonaire simulant une tuber-
culose aiguë. Bacille d'Eberth retiré par ponction capil-
laire du poumon.*

(Observation résumée par J. BRUHL).

P... Édouard, charron, âgé de vingt-quatre ans, entre le 21 juillet 1891, salle Bouley n° 23, à l'hôpital Necker.

Père mort de la poitrine. Aucun antécédent personnel en dehors de rhumes fréquents sans importance, dus à sa profession qui l'oblige à passer brusquement d'une température chaude à l'air ambiant froid.

Depuis trois semaines le malade souffre de courbature généralisée, de céphalalgie, d'inappétence, d'insomnie.

Mêmes symptômes le jour de l'entrée, le 21 juillet, la langue est rôtie, pas de diarrhée, pas de saignements de nez.

Taches rosées lenticulaires, difficiles à apprécier car elles sont surélevées et n'ont pas l'aspect des taches classiques.

La fosse iliaque est douloureuse et gargouillante. La rate est augmentée de volume. Sibilances généralisées dans toute la hauteur des deux poumons.

La température est à 40°.

Pas de stupeur.

On porte le diagnostic de fièvre typhoïde.

Ni la stupeur, ni la diarrhée n'apparaissent les jours suivants. Les sibilances prédominent bientôt aux sommets, puis la submatité se localisant dans la fosse sus-épineuse gauche, on pense à la tuberculose aiguë.

Les jours suivants un souffle apparaît dans la fosse sus-épineuse gauche ; la température se met à osciller de deux degrés du matin au soir et des râles sous-crépitants se font entendre aux bases.

Toux fréquente, sans expectoration. Pas de symptômes adynamiques. La matité s'étend à la fosse sous-claviculaire droite.

Elle varie d'intensité et se déplace d'un jour à l'autre, d'un sommet à l'autre et de droite à gauche. La respiration est très sifflante à son niveau et l'on entend de gros râles humides.

Signes de congestion très marqués aux deux bases.

En présence de ces symptômes, le 5 août, quinze jours après l'entrée du malade à l'hôpital, avec une seringue stérilisée, on retire par ponction, de la base du poumon droit, une goutte de sérosité, dont l'ensemencement donne des colonies d'un microbe présentant tous les caractères classiques du bacille d'Eberth.

La ponction de la rate fournit une culture pure de bacilles d'Eberth et donne ainsi la preuve qu'il s'agissait bien d'une infection typhique généralisée.

En présence de ce résultat donné par l'examen bactério-logique, on n'hésite plus à porter le diagnostic de fièvre typhoïde à forme pulmonaire, caractérisée par des poussées congestives avec prédilection pour les sommets.

Ce diagnostic fut pleinement confirmé par l'évolution de la maladie. Le 10 août, c'est-à-dire vingt jours après l'entrée du malade, la température était tombée à la normale. Les râles, les souffles et la matité avaient graduellement disparu.

Après quinze jours de convalescence le malade quittait l'hôpital et ne présentait plus le moindre symptôme pulmonaire.

On voit dans cette observation que le jour de l'entrée du malade, il n'y avait pas de saignement de nez, pas de diarrhée, pas de stupeur et les taches rosées que l'on trouvait « n'avaient pas l'aspect des taches classiques ».

Cependant la température, le gargouillement de la fosse iliaque et l'hypertrophie de la rate ont suffi pour établir le diagnostic de la fièvre typhoïde.

Les jours suivants, les sibilances prédominent au sommet gauche puis de la submatité apparaît et se localise dans la fosse sus-épineuse gauche et en l'absence de la diarrhée et de la stupeur que l'on attendait en vain, on suspecte le premier diagnostic et on pense à la tuberculose.

Puis apparaît du souffle dans la fosse sus-épineuse gauche, la température se met à osciller de deux degrés matin et soir.

Les jours suivants la matité de la fosse sous-claviculaire commence à s'étendre, puis elle varie de degré et se déplace d'un sommet à l'autre et de droite à gauche. En même temps on trouve des signes de congestion aux deux bases. Alors on hésite de nouveau et on se décide à ponctionner.

Les cultures enfin tranchent la question et la marche de la maladie vient confirmer le premier diagnostic.

Mais voici un autre cas de fièvre typhoïde vérifié par l'autopsie.

OBSERVATION II (Inédite)

Due à l'obligeance de M. MOLLARD, médecin des hôpitaux de Lyon.

Joséphine P..., trente ans, vendeuse au marché de Lyon, lit n° 11, entrée à l'Hôtel-Dieu salle Troisièmes Femmes, service de M. Renaut, le 16 août 1898.

Antécédents. — Père mort de la variole, mère morte asthmatique. Un frère et une sœur bien portants. Personnellement jusqu'à la maladie actuelle, la malade a toujours joui d'une excellente santé. Réglée à quatorze ans et depuis très régulièrement. Elle s'est mariée à vingt-neuf ans et a un enfant qui se porte bien.

Elle n'a jamais eu de rhumatisme.

L'affection actuelle d'après la malade remonte à quinze jours seulement. Début lent et insidieux par une faiblesse des membres inférieurs, de la céphalalgie, de la perte progressive de l'appétit et de l'amaigrissement.

Deux ou trois jours après, apparition de quelques frissons, d'un coryza et d'une toux intense, sans expectoration.

Elle a eu un peu de fièvre et un léger point de côté qui siégeait alternativement à droite et à gauche du thorax.

État actuel. — On se trouve en présence d'une femme de trente ans, amaigrie, se plaignant surtout de troubles gastriques caractérisés par de la pesanteur accompagnée de crampes d'estomac, un besoin irrésistible de dormir, des renvois putrides après les repas; cependant la malade ne vomit pas. Elle n'a pas d'appétit et en outre elle refuse de manger pour éviter les douleurs et malaises qu'elle éprouve pendant la digestion.

La langue est légèrement saburrale, l'haleine fétide (la malade a de mauvaises dents).

La sonorité stomacale est augmentée et on a un léger bruit de clapotement.

La malade est habituellement constipée.

Appareil respiratoire. — La malade tousse depuis le début de sa maladie. C'est une toux sèche assez fréquente mais qui ne s'accompagne pas ou presque pas d'expectoration. La malade n'a jamais eu d'hémoptysie. Ce matin (le 16 août) elle a remarqué pour la première fois dans un ou deux crachats muqueux quelques filets de sang.

A l'examen du thorax on constate de l'amaigrissement qui se traduit par la saillie des os et la dépression des creux sus-claviculaires, ainsi que des fosses sus-épineuses.

En avant on constate de la submatité sous la clavicule droite; de l'augmentation des vibrations des côtés, de la modification de la respiration caractérisée par une inspiration rude et saccadée, des râles fins inspiratoires sous la clavicule gauche et quelques râles sonores sibilants expiratoires.

En arrière on constate de la submatité dans les deux fosses sus-épineuses avec augmentation de vibrations. A l'auscultation on entend quelques craquements secs, du retentissement de la voix et de la toux sans souffle. Dans le reste du poumon on a une respiration saccadée avec des râles sibilants disséminés et quelques râles sous-crépitants aux deux bases, surtout à droite.

Appareil circulatoire. — Le pouls est régulier, égal et de tension moyenne.

Au cœur l'inspection ne donne rien. A la palpation on sent un choc précordial faible, aussi la pointe est-elle difficile à délimiter. Elle semble battre dans le cinquième espace inter-costal gauche, au-dessus et en avant du mamelon. La matité cardiaque n'est pas augmentée. A l'auscultation on entend à la pointe un souffle léger et court, dont le maximum n'est pas à la pointe même, mais au niveau du troisième espace intercostal, près du sternum.

Le souffle ne se propage ni dans l'aisselle, ni dans les vais-seaux du cou. Il diminue assez rapidement d'intensité dès qu'on s'éloigne de son point maximum. Il ne se modifie pas avec le changement de position de la malade, mais il augmente insensiblement d'intensité quand on déprime la paroi thora-cique avec le stéthoscope. La présence de ce souffle donne un rythme de galop assez net, surtout quand on ausculte la malade assise.

A la base, le claquement de fermeture des sigmoïdes a un éclat anormal. On entend un dédoublement ou tout au moins une ébauche de dédoublement des deux bruits, mais ce dédou-blement n'est pas constant.

L'urine renferme de l'albumine en quantité notable.

17 août. — La malade a le ventre ballonné et il existe quelques taches rosées à l'abdomen. Pas de diarrhée; au contraire, la malade est constipée, la langue n'est pas saburrale.

La malade n'a pas de stupeur, la rate est un peu grosse. Ce matin la température est à 39°6.

18 août. — La malade a été purgée (six selles). Aujourd'hui le ballonnement persiste avec gargouillement dans la fosse iliaque droite. Aucune douleur à la pression dans tout l'abdomen.

Les signes thoraciques se sont considérablement modifiés depuis hier. La submatité du côté droit a disparu; il n'y a plus de différence entre les deux côtés. Signes de bronchite diffuse, râles sonores diminués partout, et aux bases râles humides.

19 août. — Le séro-diagnostic de la fièvre typhoïde fait par M. Courmont est très positif.

20 août. — Urine renferme encore une notable quantité d'albumine.

25 août. — Les bruits du cœur sont très sourds, mais réguliers. A 2 heures de l'après-midi, la malade se plaint d'une sensation d'oppression précordiale, dit qu'elle étouffe, devient cyanosée et meurt à 11 heures du soir.

Autopsie. — Le 27 à 9 heures du matin.

Cœur : 100 grammes. Aorte très petite, myocarde un peu mou, feuille-morte avec teinte violacée par place. Le bord de la valvule mitrale, qui est suffisante, présente de petites végétations rosées transparentes.

Une plaque calcaire à la partie moyenne du ventricule droit.

Rein : hypérémié, 250 grammes.

Intestin : lésion typhique, ulcérations légères.

Foie et poumon : simplement hypérémiés.

Rate : peu volumineuse.

Comme le lecteur vient de le voir, la malade a eu le 16 août, jour de l'entrée au service, tous les signes stéthoscopiques de la tuberculose. On y trouve de la submatité, de l'augmentation des vibrations, de l'inspiration rude et saccadée, des craquements secs, des râles sonores sibilants expiratoires. En outre il existait une toux sèche et fréquente et la malade avait même eu quelques crachats striés de sang. En présence de ces symptômes qui n'eût pas été entraîné à diagnostiquer une tuberculose pulmonaire? Ce n'est que le lendemain 17 août qu'on trouve d'abord quelques taches rosées et que le soupçon apparaît. On demande alors à M. Courmont de faire le séro-diagnostic mais avant de connaître le résultat on trouve le 18 un changement important dans les signes thoraciques.

La submatité du côté droit qui existait à l'entrée de la malade (16 août) avait disparu, et en outre on trouvait des signes de bronchite diffuse et des râles humides aux deux bases.

En présence de cette modification si rapide des signes pulmonaires, de l'apparition des taches rosées et du résultat positif du séro-diagnostic, on confirmait le diagnostic précédemment porté.

Le 25 août, des complications cardiaques emportent la malade, et à la nécropsie on trouve une simple hypérémie du poumon et aucun tubercule nulle part, pas même aux sommets.

OBSERVATION III

Fièvre typhoïde avec congestion initiale intense du sommet droit. Marche régulière et guérison.

Par M. le D' MESNARD, chef de clinique médicale de la Faculté de Bordeaux (*Gazette hebdomadaire des sciences médicales de Bordeaux*).

Marie D..., âgée de quatorze ans, domestique, entre à l'hôpital le 16 novembre au soir.

Elle a eu la rougeole à cinq ans ; n'a pas eu de pleurésie ni aucune autre maladie des organes thoraciques.

Elle a son père et sa mère bien portants. Elle n'a jamais été réglée.

Elle ne toussait pas du tout ordinairement, lorsqu'il y a trois semaines elle s'est enrhumée ; depuis dix jours elle a une forte fièvre à marche continue semble-t-il, d'après les renseignements que nous fournit la malade. Elle n'a pas craché de sang mais elle a un peu de douleur depuis le début de la fièvre au niveau du sein droit (point de côté); elle est oppressée, la toux est très fréquente et très pénible.

Examen de la malade à la date du 17 au matin.

Cœur. — La matité est diminuée, l'auscultation aux quatre orifices ne dénote rien d'anormal.

Poumon. — On constate de la rougeur des deux pommettes, et une accélération évidente des mouvements respiratoires. A droite submatité dans les trois premiers espaces intercostaux. A gauche, sonorité normale. A droite : respiration très rude et râles sibilants et muqueux; à gauche : râles sibilants et muqueux, respiration normale.

En arrière : submatité très notable dans la fosse sus-épineuse et la sous-épineuse jusqu'à la moitié de celle-ci à droite. A gauche sonorité normale. A droite et au sommet très grande rudesse respiratoire avec expiration soufflante et retentissement des bruits buccaux et laryngés, râles muqueux disséminés du haut en bas; à gauche on ne constate que des râles muqueux disséminés.

Foie normal.

Elle a la diarrhée depuis douze jours environ; n'a pas d'appétit.

Pouls 95 à la minute.

Elle dit qu'elle n'a pas maigri.

Nous pensons avoir affaire à une pneumonie du sommet chez un sujet débile avec résolution lente, bien que déjà assez avancée.

18 novembre. — Aspect typhique du sujet qui est couché sur le dos, la langue est tremblotante et le regard atone. La fièvre est vive avec légère rémission matinale. État stationnaire du poumon (en particulier à droite et en arrière).

Nous portons le diagnostic de fièvre typhoïde avec congestion active du sommet droit ; on trouve deux taches rosées lenticulaires sur la paroi abdominale.

19 novembre au matin. — M. le professeur Picot examine la malade, qu'il n'avait pas encore vue à cause d'une indisposition légère dont il avait souffert pendant trois jours, et il confirme en tous points le diagnostic porté la veille. Il pense cependant que le diagnostic de fièvre typhoïde ne doit pas faire exclure l'idée d'une pneumonie fibrineuse initiale.

20 novembre. - La rate déborde les fausses côtes et est sensible dans le flanc. Température du matin 38·7. Pouls 104.

Poumons. — La submatité persiste dans la fosse sus et sous-épineuse droite et la gouttière vertébrale correspondante. La respiration est soufflante avec souffle tubaire léger à l'expiration dans la fosse sus et sous-épineuse et la gouttière vertébrale droite.

23 novembre. — Température du matin 38° 6. Pouls 110.

Une légère amélioration semble s'être produite, la langue est toujours saburrale au milieu et rouge à la pointe et aux bords. Peu de gargouillement dans la fosse iliaque, il n'y a plus à proprement parler de souffle dans la fosse sus-épineuse et sous-épineuse mais beaucoup de râles. La résolution semble se faire.

La défervescence n'a été complète que le 28 novembre. La fièvre semble avoir duré vingt et un à vingt-deux jours, si l'on tient compte de la période un peu incertaine comme durée qui s'étend depuis le début de la maladie confirmée, jusqu'à l'entrée de la malade à l'hôpital.

Depuis cette date l'appétit est resté très bon et les fonctions digestives excellentes. La jeune fille a repris son embonpoint et ses couleurs, elle ne tousse pas, enfin les symptômes plessimétriques et stéthoscopiques signalés plus haut avaient complètement disparu le jour de la défervescence.

J'ai cité cette observation, quoiqu'elle ne touche pas bien directement à mon sujet puisque les signes pulmonaires du sommet n'ont pas simulé la tuberculose, car elle est un exemple de plus de fièvre typhoïde compliquée de congestion pulmonaire siégeant au sommet droit.

Et en effet, il paraît que ces congestions du sommet sont encore fréquentes. Dans les traité de médecine, tome II, page 755, M. Vidal écrit que la congestion pulmonaire localisée au sommet est fréquente dans les maladies infectieuses et en particulier dans la fièvre typhoïde.

« Nous l'avons, dit-il, observée plusieurs fois dans cette dernière maladie où elle se traduisait par des matités sous-claviculaire, de la respiration rude et soufflante, par des râles sous-crépitants et même par des râles à grosses bulles humides, semblables aux râles caverneux. On conçoit combien dans ces cas le diagnostic doit être difficile avec la phtisie aiguë, surtout lorsque ces signes restent installés dans la même région.

« Dans un de nos cas la découverte du bacille d'Eberth dans le sang de la rate a pu seule trancher le diagnostic qui s'est confirmé par l'évolution de la maladie, terminée par la guérison. »

Dans un article publié par M. Lyonnet sur les localisations pulmonaires dans la dothiénentérie, l'auteur en parlant des accidents du début et en particulier de la bronchite écrit : « Les petites bronches sont envahies, les râles deviennent nombreux, surtout aux bases, la toux est fréquente avec accès spasmodiques ; la dyspnée est quelquefois très vive. » Et quelques lignes plus loin, M. Lyonnet ajoute : « quelquefois les signes siègent au sommet et simulent la tuberculose » ; et encore plus loin : « dans d'autres cas il s'y joint une congestion pulmonaire plus ou moins intense ».

M. le docteur Mesnard (*loc. cit.*) écrit lui aussi : « Une autre complication pulmonaire de l'infection typhique consiste en des congestions actives avec dyspnée, rougeur de la face, accélération du pouls, etc...., apparaissant surtout au début de la pyrexie, mais n'aboutissant pas à un processus phlegmasique complet.

« On comprendra sans peine que si les processus actifs dont nous parlons se localisent à un sommet et s'accompagnent de douleurs vives de tête, de vomissements et de délire, comme cela arrive assez souvent, dans ces cas on comprendra facilement, dis-je, que le médecin puisse être embarrassé dans son diagnostic et puisse hésiter devant de tels symptômes rappelant ceux de la tuberculose aiguë généralisée. Nous croyons autrefois avoir été induit en erreur par eux, et bien qu'il n'y ait pas eu d'autopsie, nous pensons que nous étions dans le cas dont nous parlons en présence d'une fièvre typhoïde légitime, à forme ataxique à la vérité. Il existait de la respiration soufflante au sommet droit en avant et en arrière, de la submatité à ce niveau ; les crachats étaient striés de filets sanguins ; il y avait eu au début des vomissements, puis était survenu un délire à peu près continuel et une céphalalgie violente. »

Il y a donc bien des fièvres typhoïdes qui peuvent présenter dès le début de la maladie, avant l'apparition des taches rosées et sans diarrhée, une congestion du sommet qui se généralisera ou disparaîtra vite.

Cas de congestion pulmonaire localisée aux sommets et simulant la tuberculose au cours d'une attaque de rhumatisme articulaire aigu ou subaigu.

Le rhumatisme articulaire aigu ou subaigu, comme la fièvre typhoïde et la grippe, peut causer des congestions pulmonaires des sommets qui simulent la tuberculose.

M. le professeur Bernheim, qui a bien démontré leur existence au cours de l'attaque rhumatismale, rapporte plusieurs observations dans ses leçons cliniques auxquelles j'emprunte les observations qui vont suivre. Je n'ai choisi que celles qui simulaient le mieux la tuberculose.

OBSERVATION IV (résumée)

Une jeune fille atteinte de rhumatisme articulaire subaigu, présente quelques symptômes localisés au sommet du poumon gauche, de la submatité dans la fosse sus-épineuse avec des sibilances et quelques râles secs. « Ces symptômes localisés me parurent si remarquables que je songeai à une tuberculose pulmonaire : je développai cette idée au lit de la malade devant les élèves et je n'hésitai sur ce diagnostic qu'en raison de l'antagonisme bien connu entre la tuberculose et le rhumatisme articulaire aigu. »

Le lendemain les râles secs étaient étendus à toute la hauteur du poumon. Deux jours après, la respiration était laborieuse, il y avait de la cyanose, puis on constata une respiration soufflée dans les deux sommets, un affaiblissement général du bruit vésiculaire ; l'expectoration devint abondante, visqueuse et sanglante. La congestion pulmonaire, d'abord localisée au sommet et en arrière, puis étendue à toute la hauteur du poumon gauche s'était généralisée aux deux poumons, en même temps que les symptômes articulaires avaient disparu.

La malade succomba sept jours après les premiers symptômes pulmonaires constatés.

A l'autopsie on constata que les poumons étaient d'une coloration rouge foncé, augmentés de volume. Le tissu pulmonaire était partout très peu crépitant et comme splénisé ; cependant tous les fragments surnageaient.

Le doute au sujet d'une tuberculose dans le cas ci-dessus ne pouvait exister pour longtemps, car les signes pulmonaires qu'on avait trouvés le jour de l'entrée de la malade s'étaient tout à fait modifiés deux jours après. La submatité et les râles congestifs étaient généralisés. Mais il y a quelque chose de particulier dans cette observation : c'est que les douleurs articulaires ont disparu en même temps que la congestion pulmonaire progressait en étendue. Il y a bien là quelque chose d'analogue, semble-t-il, avec la goutte dite remontée. En outre la congestion du sommet avait débuté en même temps que l'attaque.

OBSERVATION V

M..., Célestine, vingt-deux ans, domestique, entre le 10 mai 1875, le sixième jour d'un rhumatisme articulaire aigu. Bien portante habituellement, elle a eu il y a deux ans une première atteinte qui a duré trois semaines et n'a pas laissé de suite. On constate des arthropathies multiples, de la fièvre ; souffle cardiaque doux à la base et au premier temps. Expectoration assez abondante.

Diminution de sonorité sous la clavicule et dans la fosse susépineuse droite ; sonorité exagérée en arrière dans la partie moyenne. Respiration rugueuse avec râles secs en avant des deux côtés; expiration un peu prolongée dans la région interscapulaire gauche.

12 mai. — Diminution de sonorité aux deux bases. Diminution du bruit vésiculaire sous la clavicule gauche. Expiration prolongée dans les deux fosses sus-épineuses. Partout ailleurs, respiration rugueuse avec pluie de râles secs.

17 mai. — Diminution de sonorité sous la clavicule gauche; en arrière, submatité des deux côtés depuis l'angle de l'omoplate jusqu'à la base. Affaiblissement du bruit vésiculaire sous les deux clavicules. Respiration rude aux deux sommets, en arrière. Respiration obscure surtout à la base. Arthropathie généralisée.

22 mai. — Son plus élevé et plus vide sous la clavicule gauche. En arrière dans les deux fosses sus-épineuses, matité, souffle et retentissement de la voix. Matité aux deux bases, jusqu'à deux travers de doigt au-dessous de l'angle de l'omoplate, respiration rugueuse; râles secs peu nombreux.

25 mai. — La toux qui avait disparu depuis deux jours est revenue plus fréquente et plus sèche. La submatité domine en avant sous la clavicule droite; submatité moins accusée dans les sommets en arrière.

28 mai. — On ne constate plus que de la diminution de sonorité avec rudesse du bruit respiratoire au sommet droit.

29 mai. — Les arthropathies ont disparu; les symptômes pulmonaires se sont amendés, la toux a cessé; la malade se lève pour la première fois.

OBSERVATION VI

P..., Émile, vingt-quatre ans, cultivateur, entre à la clinique le 18 janvier 1875, le quatrième jour d'un rhumatisme articulaire fébrile; la température est de 38° à 39°.

24 janvier. — Il n'y a plus de douleurs articulaires, la fièvre persiste. On constate : aux deux sommets des poumons quelques rares rhoncus avec sibilances ; à gauche respiration soufflée ; aux deux bases diminution de sonorité et obscurité du bruit respiratoire.

24 janvier. — Endolorissement du coude gauche ; mêmes symptômes pulmonaires.

3 février. — Ceux-ci ont complètement disparu.

Que l'on remarque que dans cette observation les manifestations pulmonaires se sont montrées le 24 janvier, alors que l'attaque rhumatismale avait débuté le 14 janvier, donc plusieurs jours après l'attaque.

Voici encore un cas analogue au précédent :

OBSERVATION VII

P... Suzanne, vingt ans, domestique, entre le 25 mars 1875, le neuvième jour d'un rhumatisme polyarticulaire fébrile modéré. Le premier bruit du cœur est légèrement soufflé ; il n'y a pas de troubles fonctionnels cardiaques.

6 avril. — Le rhumatisme, après avoir envahi diverses jointures, semble terminé, la malade se lève ; on la croit guérie ; la température est de 37°6, elle remonte le soir à 38°, quelques jointures redeviennent un peu douloureuses.

Le *6 mai* au soir, la respiration, qui comptait 24 à 32 mouvements, par minute en compte 40. La température est de 38°6. On constate sous la clavicule gauche de la submatité et de la faiblesse du bruit vésiculaire ; aux deux bases une respiration un peu rude. Expiration prolongée dans la fosse sus-épineuse droite.

8 mai. — Diminution de sonorité, respiration un peu soufflée et retentissement de la voix dans la fosse sus-épineuse droite.

11 mai. — Mêmes symptômes.

14 mai. — Les symptômes articulaires ont complètement disparu. Les signes ne sont plus aussi nets.

20 mai. — Submatité et diminution du bruit vésiculaire en avant et à gauche, respiration rugueuse et rhoncus rares à gauche. Submatité dans les deux sommets postérieurs et à la base droite dans le quart inférieur. Respiration un peu soufflée à la région interscapulaire, partout ailleurs rugueuse. Conjonctivite rhumatismale depuis le 16 mai ; arthropathie légère.

26 mai. — Les poumons sont à peu près dégagés.

11 juin. — Il se déclare encore une angine rhumatismale érythémateuse.

21 juin. — Guérison complète.

Ce qu'il y a de particulier dans cette observation, c'est qu'ici la congestion pulmonaire a évolué sans troubles fonctionnels graves; il n'y a eu ni oppression, ni toux, ni expectoration.

Les observations que je viens de citer, sauf la première, ne me semblent pas parfaites comme exemples de congestion pulmonaire simulant la tuberculose au cours d'un rhumatisme fébrile. Mais elles montrent que les congestions pulmonaires au cours d'un rhumatisme peuvent être localisées en certains points et en particulier aux sommets. En outre ces observations démontrent le peu de stabilité de la congestion, laquelle peut disparaître ou se généraliser.

Un autre fait qui ressort de ces observations, c'est la possibilité de la disparition des douleurs articulaires avec le progrès de la congestion et que celle-ci, quoique localisée au début, peut en quelques jours seulement se généraliser et emporter le malade (obs. 4).

Par l'observation 4 on peut voir, comme le dit M. Bernheim, que la congestion pulmonaire du sommet au cours d'une attaque de rhumatisme aigu peut exister ne se manifester par aucun trouble fonctionnel, et passer inaperçue, si on n'a pas soin d'ausculter et percuter le poumon tous les jours M. Bernheim conseille d'ausculter tous les jours ces malades, afin de découvrir une congestion, qui ne fait pas de bruit mais qui peut devenir dangereuse. Mais ces congestions silencieuses sont importantes, parce que c'est peut-être là l'origine de certaines congestions chroniques du sommet que l'on trouve chez les arthritiques et que je décrirai dans le paragraphe *Congestions arthritiques du sommet.*

Les congestions pulmonaires du sommet au cours du rhumatisme articulaire aigu peuvent être décrites ainsi :

Elles s'accusent par une oppression plus ou moins forte, par une expectoration plutôt visqueuse, tantôt abondante, blanche et muqueuse; d'autres fois il n'y a pas d'expectoration. Alors « le signe physique le premier constaté à l'examen du thorax, dit M. Bernheim, est une diminution de sonorité à l'une des régions pulmonaires, soit dans une base, soit, et cela plus fréquemment, à l'un des sommets, sous la clavicule ou dans une fosse sus-épineuse.

« Cette localisation aux sommets de la matité ou de la submatité est si manifeste que quand nous l'observâmes la première fois elle nous donna l'idée d'une induration tuberculeuse. Cette zone de submatité peut passer d'un côté à l'autre et suivre la marche capricieuse de toutes les déterminations rhumatismales. »

A son niveau, on aperçoit à l'auscultation d'abord un affaiblissement du murmure vésiculaire, puis une respiration rude, soufflée, avec retentissement de la toux et de la voix. Si la congestion devient plus intense, on peut enfin entendre, au même niveau, des râles secs, ronflants et sibilants, et même des râles humides, muqueux et sous-crépitants lorsque la muqueuse bronchique est enflammée.

Cas de congestion pulmonaire des sommets simulant la tuberculose au cours de la grippe.

Parmi les maladies infectieuses la grippe, comme la fièvre typhoïde, peut quelquefois donner naissance à une congestion du sommet qui par ses signes stéthoscopiques, par la toux et le caractère de l'expectoration simule la tuberculose aiguë.

Deux observations de ce genre, qu'on lira plus loin, ont été publiées par MM. Chatin et Collet. Dans ces deux cas, la maladie a évolué avec tous les signes d'une tuberculose aiguë rapidement arrivée à la troisième période : signes pseudo-cavitaires des sommets, râles humides, gargouillement, souffle caverneux, crachats purulents, etc. L'un de ces cas a été suivi d'autopsie, l'autre de guérison.

Voici ces deux observations.

OBSERVATION VIII

R..., André, né à Ramponat (Haute-Vienne), âgé de vingt ans, exerçant la profession de maçon, entré à l'Hôtel-Dieu le 20 avril 1894.

Antécédents héréditaires. — Le père et la mère du malade sont bien portants, il a trois frères ou sœurs également en bonne santé et n'en a point perdu. Aucun antécédent tuberculeux dans la famille.

Antécédents personnels. — Le malade jusqu'à cette année a toujours joui d'une excellente santé; c'est un robuste garçon très bien développé et fortement musclé pour son âge. Il ne présente aucun stigmate de rachitisme ni de scrofule; il n'a jamais eu de bronchite ni d'hémoptysie.

L'affection actuelle a débuté il y a vingt jours seulement, brusquement, en pleine santé, sans aucun prodrome. Le malade est très affirmatif à ce sujet. C'est au moment où il se mettait à table qu'il fut pris d'un malaise subit caractérisé par une céphalée violente, des vertiges, quelques frissons et une anorexie complète. Il n'y a pas eu d'épistaxis, pas de vomissements, pas de diarrhée. Depuis cette époque le malade crache et tousse d'une façon abondante. Il n'a pas eu de point de côté; ses crachats n'ont jamais été rouillés ni teintés de sang, mais dès le premier jour semblables à ceux de maintenant, c'est-à-dire franchement purulents.

Au moment de son entrée, le malade ne présente pas l'aspect d'un tuberculeux chronique, mais rappelle au contraire fort bien certains cas de tuberculose suraiguë. En effet, le malade est assis sur son lit, le corps baigné de sueurs, en proie à une dyspnée très marquée. La respiration est courte, rapide, super-ficielle sans que le malade souffre beaucoup de cet état; le visage est pâle, les lèvres et les extrémités des doigts sont légèrement cyaniques. Les crachats sont très abondants, franchement purulents, nummulaires ; la toux est fréquente. La température est de 39°5 le soir de l'entrée. Le pouls est régulier, de tension normale, non dicrote et bat à 100 par minute.

Si l'on ausculte les poumons on trouve les signes suivants : la percussion révèle un peu de submatité aux deux bases, mais sans autre signe d'induration ou d'épanchement. Aux deux sommets, la percussion ne présente rien de particulier, pas plus en avant qu'en arrière. L'auscultation révèle du haut en bas des deux poumons, et ceci sur la face antérieure comme sur la face postérieure du thorax, des râles ronflants et sibilants et des râles sous-crépitants éclatant par bouffées inspiratoires. La réunion de ces bruits anormaux répond bien à ce que certains cliniciens décrivent en séméiologie sous le nom de bruit de tempête ou bruit de friture.

Cependant les râles humides ont deux régions où ils paraissent plus confluents et plus fixes; ce sont les régions des sommets et particulièrement le sommet droit. Mais même à droite on ne perçoit pas les signes d'induration. Il n'y a pas de souffle, pas de retentissement de la voix, pas de pectoriloquie aphone. Il semble que d'après les signes d'auscultation le diagnostic de la lésion doive être : bronchite généralisée avec congestion des sommets prédominant à droite.

L'auscultation du cœur ne révèle rien d'anormal, les bruits sont un peu sourds, mais il n'existe ni souffle, ni galop, ni frottement. Les battements sont réguliers, la pointe n'est pas déplacée.

L'examen de l'abdomen ne révèle rien de particulier. Il n'y a pas de dilatation de l'estomac. Le foie n'est ni douloureux, ni abaissé. Pas d'empâtement ni de gargouillement dans la fosse iliaque. La rate est un peu grosse. Pas de taches rosées. Le malade n'a pas de diarrhée et sauf un peu d'état saburral de la langue et d'anorexie ne présente rien de particulier du côté du tube digestif.

Le malade ne manifeste non plus aucun trouble important du côté du système nerveux. La céphalalgie n'a pas persisté. Le malade n'a pas de point névralgique douloureux à la pres-

sion au niveau des trous sous et sus-orbitaires. Il n'a pas eu de
délire, ni aucun phénomène de paralysie des différents nerfs
crâniens. Pas de trouble de la vue ni de l'ouïe. Le malade présente seulement une asthénie profonde qui a fait suite à la
courbature musculaire des premiers jours de la maladie.

Les urines renferment de l'albumine.

15 avril. — Depuis son entrée, le malade a été ausculté
tous les jours avec le plus grand soin. Les signes d'auscultation
n'ont que peu changé. Cependant au sommet droit les râles
humides sont de plus en plus abondants et confluents. Il existe
une respiration soufflante, un peu de retentissement de la
toux et de la voix.

De plus, les symptômes généraux deviennent de plus en plus
alarmants; la dyspnée a augmenté dans de très fortes propor-
tions et la cyanose devient de plus en plus manifeste. Le malade
présente tous les signes d'une tuberculose aiguë. Les crachats
sont toujours abondants, franchement purulents et nummulaires. L'examen bactériologique pratiqué à deux reprises n'a
pas révélé le bacille de Koch. Le tracé de la température présente depuis le début de grandes oscillations de type inverse.

Des applications répétées de ventouses sèches et des inhala-
tions abondantes d'oxygène employées contre la dyspnée sans
cesse croissante, restent à peu près sans résultat.

21 avril. — Le malade meurt par asphyxie progressive sans
avoir présenté de nouveaux signes d'auscultation ou de phénomènes généraux intéressants à noter.

Autopsie. — L'autopsie a été pratiquée trente-six heures
après la mort.

A l'ouverture du thorax on constate que les plèvres ne
contiennent pas de liquide et ne présentent aucune adhérence ;
les sommets notamment sont absolument libres et se laissent
facilement détacher. Les deux poumons sont augmentés de
volume ; ils présentent une teinte rouge sombre uniforme, et la
surface est sillonnée par des dépressions correspondant à

l'empreinte des côtes. A la coupe on constate du haut en bas des deux poumons qu'il existe un œdème énorme ; la pression du couteau fait sourdre un liquide spumeux abondant. En certains points le tissu cependant paraît plus sec, plus rouge et semble sinon hépatisé, tout au moins en état d'engouement ou de splénisation. Ces lésions très certainement congestives sont manifestement plus marquées au sommet qu'en tout autre point. Cependant il n'y a pas, on peut l'affirmer, de foyer de pneumonie véritable, car le tissu pulmonaire malgré la grande densité apparente flotte encore bien à la surface de l'eau. Un examen des plus attentifs ne révèle en aucun point des sommets des traces de tuberculose ancienne, telles que cicatrices fibreuses, nodules fibreux et crétacés, adhérences pleurales. A l'œil nu il est également impossible de découvrir rien qui ressemble à des foyers de broncho-pneumonie ou de pneumonie caséeuse ou des granulations grises récentes.

L'examen attentif des séreuses, plèvres et péritoine, ne révèle pas la moindre granulation.

Les ganglions trachéaux et bronchiques sont sains et ne présentent aucun foyer caséeux ancien ou récent. Enfin, nulle part le tissu pulmonaire n'est creusé de cavités rappelant les ulcérations précoces d'un tuberculeux à forme suraiguë. Les crachats purulents ne peuvent s'expliquer que par un catarrhe purulent bronchique d'une extrême intensité ; la pression du couteau sur la coupe pulmonaire fait d'ailleurs sourdre des bronches de gros et moyen calibre des gouttes de pus. Les signes de gargouillement constatés aux sommets s'expliquent d'ailleurs très bien par l'existence de la congestion formant aux bulles liquides un milieu dense capable de leur communiquer ce timbre particulier rappelant les signes cavitaires.

Le cœur est de dimensions normales sans hypertrophie ni dilatation. Les valvules auriculo-ventriculaires sont absolument saines et satisfont très bien à l'épreuve de l'eau quand on a débarrassé les cavités cardiaques des caillots fibrineux très adhérents et très durs qui les encombraient.

Ces caillots préagoniques, dus sans doute à la stase pulmonaire, devaient contribuer à la production de la cyanose si marquée des derniers jours de la maladie. Les valvules sigmoïdes sont normales. On ne trouve en aucun point des végétations pouvant se rapporter à une endocardite récente. Les artères sont saines, nullement athéromateuses.

La rate est grosse, manifestement hypertrophiée. Les reins sont un peu congestionnés, mais présentent dans l'ensemble un aspect plutôt pâle rappelant celui du gros rein blanc.

Le foie est un peu gras et présente un certain degré de congestion qui lui donne un peu l'aspect du foie muscade, congestion due sans doute à la stase veineuse des derniers jours.

En résumé : début brusque en pleine santé d'une affection thoracique aiguë qui en quelques jours se traduit par des signes stéthoscopiques rappelant une fonte purulente des deux sommets avec infiltration des deux poumons. Expectoration purulente dès les premiers jours, crachats nummulaires. L'examen bactériologique de ceux-ci pratiqué deux fois n'a pas révélé de bacille de Koch. Température élevée avec de grandes oscillations de type inverse. Grosse rate. État général grave. Dyspnée continue. Cyanose progressive et mort par asphyxie.

L'autopsie révèle de l'œdème pulmonaire généralisé et de la congestion pulmonaire des deux sommets, mais pas de tuberculose.

OBSERVATION IX

Il s'agit d'un jeune homme qui, n'ayant aucune tare tuberculeuse dans ses antécédents héréditaires et personnels, a présenté, quelques jours après le début d'une affection thoracique aiguë, les signes stéthoscopiques suivants simulant à s'y méprendre des lésions cavitaires: diminution considérable de la sonorité, exagération des vibrations vocales, souffle caverneux et gargouillement. Si l'on ajoute que ces signes avaient leur maximum dans la région des sommets et s'accompagnaient de râles sous-crépitants dans les deux tiers inférieurs on conviendra que le diagnostic de fonte purulente du poumon due à une tuberculose à marche rapide devait presque s'imposer. Mais l'absence de dyspnée, l'absence de fièvre et l'examen des crachats purulents, négatif à trois reprises différentes au point de vue des bacilles de Koch, devait faire écarter cette hypothèse.

MM. les docteurs Chatin et Collet décrivent en résumé trois autres observations de grippe ayant simulé la tuberculose, observations rapportées par M. le professeur J. Teissier dans ses leçons en 1893.

Dans l'un de ces trois cas on a trouvé à l'autopsie un peu d'hépatisation ; je ne le cite pas. Quant aux deux autres, les voici en résumé :

OBSERVATION X

Il s'agit d'un cas où le diagnostic de tuberculose aiguë avait été formulé par plusieurs médecins. Rien n'y manquait : fièvre continue avec type inverse régulier, bronchite généralisée *avec prédominance nette aux sommets*, retentissement de la voix, exagération des vibrations thoraciques, râles fixes en ce point, expectoration abondante et d'aspect nummulaire, sueurs profuses, amaigrissement marqué.

Malgré la gravité apparente de ces symptômes, le diagnostic de grippe et un pronostic bénin furent portés et confirmés par l'évolution ultérieure de la maladie, dont la guérison ne s'est pas démentie depuis douze ans.

OBSERVATION XI

Une femme âgée, emphysémateuse et artério-scléreuse, qui présente après quelques jours de toux « des râles humides à grosses bulles et du souffle manifeste à ses deux sommets ».

L'expectoration était abondante et franchement purulente. Malgré ces signes de tuberculose ultime, les crachats purulents ne contenaient pas de bacilles de Koch, mais les diplo-bacilles décrits par M. Teissier aussi nombreux que dans une vaste culture. Quelques jours après, l'autopsie ne révéla autre chose qu'une congestion œdémateuse des deux poumons dont le suc donna naissance à des cultures pures de diplo-bacilles encapsulés. Aucun signe de tuberculose.

J'aurais pu emprunter et rapporter ici plusieurs autres observations de ce genre; je me suis contenté de ces quatre seulement.

J'ajoute cependant que M. le D' Egger a fait une bonne thèse sur la grippe pseudo-phymique où sont réunies vingt et une observations. De ses conclusions je cite les deux premières : « 1) Il existe une grippe pseudo-phymique pouvant simuler les diverses formes cliniques de la phtisie pulmonaire; *a)* la phtisie aiguë ou granulée, *b)* la phtisie galopante ou tuberculose ulcéreuse sub-aiguë; et *c)* la tuberculose chronique. 2) La grippe pseudo-phymique a une tendance générale à se localiser au sommet des poumons, *à y déterminer un état congestif* pouvant arriver à un certain degré d'hépatisation (pneumonie bâtarde) donnant lieu plus tard à des dilatations bronchiques qui se traduisent par des symptômes pseudo-cavitaires. Elle se manifeste aussi par des broncho-pneumonies à foyers multiples disséminés, par de la bronchite unilatérale et de la pleurésie. »

Enfin à titre d'indication je signalerai la thèse de M. le D' Muzon, sur la *Grippe chronique à forme tuber-culeuse.*

Cas d'albuminurie dyscrasique, avec congestion pulmonaire du sommet simulant la tuberculose.

OBSERVATION XII

Albuminurie dyscrasique, d'origine phosphaturique liée au surmenage. Congestion du sommet gauche non tuberculeuse. Guérison. (Communiquée par M. le professeur RENAUT.)

M. X..., trente-deux ans, s'occupant d'affaires au point de se surmener de façon très notable, sans maigrir sensiblement se met à tousser sans expectoration aucune d'abord; puis il sent ses forces décliner. Son médecin ordinaire l'ausculte et relève des signes physiques suspects au sommet d'un des deux poumons, le gauche. En même temps, gêne de la gorge qui est rouge et comme vernissée. La voix s'altère un peu. Le malade est adressé au Dr Garel qui ne trouve rien au larynx, mais qui, à l'aspect de l'isthme guttural et du fond du pharynx, a le soupçon d'une irrégularité urinaire. Il examine les urines, y constate la présence d'une certaine quantité d'albumine et renvoie le malade au professeur Renaut, après avoir affirmé la nature non bacillaire du mal.

M. Renaut constate qu'il s'agit d'un sujet de taille moyenne, bien proportionné, non amaigri. Les signes physiques au sommet gauche sont les suivants : très légère submatité sous-claviculaire en avant ou plutôt diminution de l'élasticité sous le doigt. Il n'y a pas de retentissement de la voix haute ni basse, pas de craquements secs superficiels, indicateurs d'une pleurite du sommet. En revanche, on trouve des râles bullaires fins inspiratoires et expiratoires, discrets, mobilisés par la toux; en somme des signes qui, situés à une base, seraient ceux de l'œdème pulmonaire léger et débutant. Les urines

moussent ; elles renferment 0 gr. 30 d'albumine le jour
(mélange de globuline et de sérine à peu près par parties
égales). La nuit il n'y a que 0 gr. 05 d'albumine. Phospha-
turie légère, 8 grammes de phosphate en vingt-quatre
heures. Mais le malade parle d'une période un peu antérieure
où la lassitude, la soif étaient extrêmes et où il existait un
certain degré de polyurie. En regard de ces signes et symptômes,
l'urée reste à un taux normal, en moyenne 32 grammes par
nyctémère. Le coefficient d'oxydation azotée est abaissé légèrement à 0,78. Il n'y a absolument rien de suspect au sommet
droit, rien aux bases. Le cœur n'est pas volumineux ; il ne bat
pas le galop.

On commence par restituer la perméabilité rénale par l'appli-
cation de quatre sangsues de chaque côté au triangle de J.-L.
Petit. On institue le régime lacto-végétal et le malade est mis
au repos, avec, pour médicaments, une cuillerée à soupe de
sirop iodo-tannique de Guilliermond, le matin, et 1 gramme de
bromure de strontium deux fois par jour, avant chacun des deux
principaux repas. Au bout de quelques semaines de ce régime
et de ce traitement, la toux et les altérations de la voix ont
disparu. On ne trouve plus à l'auscultation de signes au sommet.
L'albuminurie est devenue exclusivement diurne. Elle cesse si
l'on maintient le malade au lit. Le malade, envoyé à Saint-
Nectaire avec quelques centigrammes seulement d'albumine
dans l'urine du jour, en revient sans albumine. Celle-ci repa-
raît en décembre avec le froid humide et le brouillard saison-
niers, puis elle se réduit derechef à des traces.

Ainsi chaque année pendant trois ans. Les signes du sommet
ne sont plus jamais revenus. Le malade, qui vit, agit et se
comporte absolument comme un individu normal, depuis près
de six ans, n'a plus reconsulté depuis et peut être considéré
comme guéri.

« Je donne cette observation comme type. Depuis
lors, j'ai pu observer six malades qui se sont comportés

exactement de la même façon, et dont aucun n'est devenu
ni phtisique, ni albuminurique. Dans le premier cas et
dans quatre des autres, les crachats avaient été examinés
et ne renfermaient pas de bacilles. Les urines ne renfermaient de leur côté pas de cylindres (sauf des cylindres
hyalins non colloïdes, qui ne manquent jamais dans
aucune congestion rénale, quelle qu'en soit d'ailleurs la
cause). Mais dans ces cas on observe régulièrement un
nombre assez considérable de leucocytes, ne fournissant
d'ailleurs pas la réaction du pus. » (RENAUT.)

Cas de congestion pulmonaire du sommet, d'origine paludéenne, simulant la tuberculose.

C'est chose connue que la congestion pulmonaire
d'origine paludéenne. Et cette connaissance ne date pas
d'hier. Déjà en 1822, Broussais publiait son mémoire sur
l'histoire des phlegmasies ou inflammations chroniques
et signalait l'existence des congestions pulmonaires
d'origine miasmatique.

Et il décrit bien leurs symptômes et leur évolution, il dit
même qu'aux nécropsies « aucun n'avait de tubercules »,
mais Broussais, qui connaissait si bien la localisation
pulmonaire du paludisme, ne concevait pas dans son
esprit une localisation toute particulière de la maladie
pour le sommet.

De même dans la thèse de M. Grasset sur les *Affections
chroniques des voies respiratoires d'origine paludéenne*
il n'y a point de mention spéciale pour le sommet.

Cependant une congestion pulmonaire chronique des

sommets seuls peut exister et se traduire par des signes stéthoscopiques semblant indiquer une induration bacillaire. Si j'ajoute que ces congestions ne s'installent que longtemps après les accès fébriles répétés, alors que le malade est amaigri et même cachectisé, on conçoit combien l'erreur sera facile, si on n'est pas prévenu de l'existence possible de ces congestions pulmonaires chroniques exclusivement limitées à l'un ou aux deux sommets.

Les deux premières observations que je vais citer et que j'emprunte à M. Ch. Duba ne sont pas suivies d'autopsie, mais vu la guérison des malades et la disparition lente mais progressive des symptômes, elles ne permettent pas de supposer autre chose que la simple congestion. On aurait pu admettre qu'il y ait eu sclérose mais Ch. Duba rejette cette pensée et croit aussi à une congestion intense et pour sa défense il ajoute : « Ceci est confirmé par M. Kelsch qui démontre que le pigment reste intra-vasculaire et ne pénètre pas les éléments de l'organe. Les parties nobles du poumon resteront donc saines, et les modifications qui seront apportées dans l'organisme seront dues à des influences extérieures : troubles de la circulation produits par les lésions des parois vasculaires et la congestion due au reflux du sang ! »

OBSERVATION XIII
(Empruntée à M. Duba)

Le 20 janvier 1892, une jeune femme nommée S..., âgée de vingt-huit ans, habitant le petit village de Cara, venait me consulter à la clinique du dispensaire de Homs,

Le père et la mère de la malade sont vivants et en bonne santé, tous deux sont paludéens. Deux frères bien portants, une sœur morte d'affection indéterminée.

Réglée à douze ans, les époques menstruelles ont toujours été régulières jusqu'à ces derniers temps. La malade est mariée, son mari est en excellente santé ainsi que son enfant, le seul qu'elle ait jamais eu. On ne relève pas de maladies graves dans son enfance, l'état général a toujours été satisfaisant, pas de syphilis. Il y a six ans, la malade, qui avait alors vingt-deux ans, contracte la fièvre palustre; l'affection fut très grave. Les accès pendant une année revenaient à intervalles réguliers avec une intensité extrême; la quinine, les toniques, en un mot le traitement habituel demeurait impuissant à les enrayer. L'affaiblissement progressait et la malade dépérissait de jour en jour quand elle changea de climat; en même temps elle devint enceinte, c'était sa première grossesse. Contrairement à toutes les prévisions, elle supporta admirablement son nouvel état; l'accouchement se fit sans difficulté et elle put nourrir son enfant. Les accès fébriles s'espacèrent peu à peu, puis disparurent complètement. Quelques mois après, elle prend consécutivement la dothiénenterie et la variole, elle résiste bien à ces deux affections dont elle se remet parfaitement. Depuis, sa santé est excellente.

Depuis une quinzaine de jours, sans cause appréciable, la malade se sent mal en train, elle a eu une hémoptysie, puis se met à tousser beaucoup et à cracher.

L'état général s'altère, l'appétit diminue et un amaigrissement considérable s'établit. Fréquemment après les repas surviennent des vomissements alimentaires provoqués par la toux. Les nuits sont agitées; le sommeil coupé par des transpirations abondantes, obligeant la malade à changer plusieurs fois de linge. Une lassitude générale extrême, l'empêche de vaquer à ses occupations habituelles.

C'est dans cet état que je suis appelé à lui donner mes soins.

Le teint est pâle, terreux, les yeux cernés et brillants, les muqueuses labiales et gingivales décolorées; cependant les conjonctives ne présentent point de coloration subictérique.

La malade est très maigre; elle se plaint de nombreux points erratiques courant dans tout le thorax, et de quelques douleurs intercostales réveillées par la pression. Au moindre mouvement survient une dyspnée gênante, bien que légère; la voix est très voilée.

Du côté du tube digestif: je constate que la langue est blanchâtre, l'haleine n'est pas fétide, l'appétit est très diminué, les digestions sont lentes et difficiles. Pas de dilatation stomacale, l'abdomen est souple, aucune météorisation; constipation habituelle. Le foie déborde les fausses côtes de quatre travers de doigt, il n'est douloureux, ni spontanément, ni à la pression.

La matité splénique occupe dans l'hypocondre gauche, une étendue de dix centimètres.

Cœur. — La pointe bat dans le cinquième espace intercostal; les battements un peu faibles sont réguliers. L'auscultation ne révèle aucun bruit anormal. Pas de souffle dans les vaisseaux du cœur, le pouls est bien soutenu.

Poumon. — En arrière, des deux côtés, dans la fosse susépineuse, submatité très accentuée, résistance sous le doigt, augmentation sensible des vibrations thoraciques avec bronchophonie. La respiration est rude, elle s'accompagne de râles sous-crépitants et de craquements; à gauche on perçoit un souffle inspiratoire, avec un léger frottement.

En avant, sous la clavicule, les signes sont beaucoup moins accentués; pas de bruit de pot fêlé.

Dans tout le reste du poumon quelques ronchus sonores.

La toux, sèche, est extrêmement fréquente; elle augmente surtout la nuit et prend alors un caractère quinteux, la malade crache peu.

La température le matin est de 37°8; le soir 38.

Urine jaune foncé, réaction acide, dépôt de phosphate, point d'albumine.

En présence de ces différents signes, j'étais tout d'abord porté
à admettre une tuberculose pulmonaire, même au deuxième
degré, et à me ranger ainsi au diagnostic déjà porté par d'autres
médecins. Mais l'existence antérieure des accès palustres, la
teinte terreuse du visage, les dimensions anormales du foie et
de la rate, me faisaient hésiter et je songeais à une forme particulière de la fièvre tellurique simulant la tuberculose. Toutefois, je portais un pronostic grave. Dans le doute, j'instituai
un traitement mixte, je prescrivis des toniques: huile de foie de
morue, vin de quinquina. Je donnai à l'intérieur de l'iodoforme, de l'arséniate de soude, de la créosote comme anti-
tuberculeux. Enfin j'ordonnai le traitement ordinaire des
fièvres intermittentes (sulfate de cinchonidine, 1 gramme par
jour).

Au bout de vingt jours, un mieux sensible s'était produit dans
l'état général de la malade. L'amaigrissement s'était arrêté,
l'appétit revenait, l'alanguissement disparaissait. Je remplace
l'huile de foie de morue, l'arséniate de soude et l'iodoforme par
la liqueur de Fowler. Mais des phénomènes d'intolérance
stomacale m'obligent à cesser au bout de deux jours l'emploi de
ce médicament. En même temps, je suspends la créosote et ne
laisse comme tout remède que le quinquina et 1 gr. 60 de
sulfate de cinchonidine par jour.

Quinze jours après je relève des modifications profondes
dans l'état de ma malade, les forces reviennent, de bonnes
couleurs tendent à remplacer la teinte anémique des téguments
la langue se dépouille, les aliments sont bien tolérés et les
digestions faciles. La nuit la toux a notablement diminué, la
malade peut reposer. Les transpirations sont à peine sensibles,
il n'y a plus trace de points erratiques, tout phénomène
dyspnéique a cessé. Aux poumons, la submatité persiste aux
sommets, les vibrations thoraciques sont un peu moins
augmentées, les craquements ont diminué, il ne reste plus
trace du souffle et des frottements.

La température oscille entre 38° le soir et 37°8 le matin.
Devant la persistance de cette légère pyrexie vespérale, j'admi-

nistre 1 gramme d'antipyrine ; très rapidement le thermomètre descend à 37°4 le soir et 36°2 le matin.

Pendant soixante-quinze jours la malade poursuit docilement son traitement ; au bout de ce temps, je constate chez elle les signes suivants :

L'état général est redevenu excellent, la malade a repris complètement ses couleurs, son appétit, son embonpoint, sa gaieté ; elle peut sans aucune lassitude vaquer aux soins de son ménage. La langue humide et rosée indique les digestions faciles et le bon fonctionnement intestinal.

La glande hépatique a repris ses dimensions normales.

La matité splénique occupe encore une étendue de quatre travers de doigt.

Les époques menstruelles qui s'étaient arrêtées au début de l'affection sont revenues ce mois-ci.

Le cœur bat avec plus d'énergie.

Aux poumons : la submatité a disparu, ainsi que l'augmentation des vibrations thoraciques et la bronchophonie. Plus de râles ni de craquements. L'inspiration et l'expiration ne présentent aucune obscurité. La toux a complètement cessé.

Devant ce parfait état général, je supprime tout traitement et je conseille seulement l'usage du lait et une bonne hygiène.

J'ai eu l'occasion de revoir la malade un peu plus tard, la guérison s'est maintenue, et l'examen que j'eus l'occasion de faire de ses voies respiratoires me montra qu'elles étaient restées en parfait état.

OBSERVATION XIV

(Empruntée à M. Duba)

Au commencement d'avril 1893, une jeune fille de Tel-Bissé, âgée de douze ans, m'était amenée à la clinique de Saint-François-Régis.

Son père était mort depuis quelques années dans des accès de fièvre intermittente demeuré rebelle à tout traitement. La mère qui l'accompagne a un aspect délicat ; son facies terreux, les conjonctives jaunâtres, la rate volumineuse et douloureuse au palper la désignent comme une ancienne paludéenne. Pas d'autres enfants.

Bien qu'étant à l'âge où les filles sont toutes formées sous ces chaudes latitudes, notre petite malade a conservé l'aspect d'une enfant. Elle est dans sa douzième année et cependant on ne lui donnerait guère plus de cinq à six ans, tant sa taille est petite, quoique bien proportionnée. Pas de signes de myxœdème ; elle est très intelligente. Les règles ne sont pas encore venues. Les seins ne sont point développés, il existe un véritable infantilisme.

Dans les antécédents de la malade on ne relève aucune affection sérieuse. Elle a contracté il y a trois ans les fièvres intermittentes ; mais elle ne subit leurs accès que d'une façon très irrégulière ; ils cèdent rapidement sous l'influence de la quinine.

Depuis deux mois la maladie a pris une toute autre allure ; l'enfant s'étiolait, diminuait de jour en jour, devenait malingreuse. Elle était paresseuse, se lassant vite, inapte à tout travail. Les nuits sont agitées, le sommeil brusquement interrompu par des cauchemars ; elle transpire beaucoup et sa mère raconte qu'elle a le corps brûlant pendant la nuit. En même temps, toux sèche, fréquente, légèrement quinteuse, s'accompagnant d'un peu de dyspnée.

Lorsque je l'examinai, je fus frappé par sa débilité, sa pâleur, son aspect anémié, son regard éteint, la bouffissure de la face. Elle me raconte qu'elle a des vertiges fréquents, des maux de tête et des bourdonnements d'oreilles, je constate en plus un léger œdème périmalléolaire.

La langue est chargée ; anorexie ; tympanisme abdominal ; l'estomac n'est pas dilaté, ni diarrhée, ni constipation ; pas de vomissements.

Le foie descend dans l'hypocondre droit sur une étendue de huit travers de doigt.

La matité splénique est énorme : elle envahit presque tout le flanc gauche et se perçoit sur une surface de six travers de doigt. La palpation est douloureuse dans cette région.

Cœur. — La pointe n'est pas déviée, elle bat régulièrement. A l'auscultation, on perçoit dans la région mésocardiaque un souffle mésosystolique doux, rythmé par les mouvements respiratoires, et ne se propageant point. Le pouls est un peu faible.

Poumons. — En arrière matité aux deux sommets dans les fosses sus-épineuses ; résistance sous le doigt, augmentation des vibrations thoraciques, obscurité du murmure vésiculaire, respiration rude soufflante ; après la toux quelques bouffées de craquements ; un peu de bronchophonie. Rien d'anormal du côté des bases.

En avant : sous la clavicule, submatité bilatérale, pas de bruit de pot fêlé ; augmentation des vibrations thoraciques ; on ne perçoit pas de râles.

Toux fréquente, sèche, quinteuse ; les crachats sont jaunâtres et purulents, nageant dans un liquide mousseux, nummulaires, non déchiquetés. Jamais d'hémoptysie. Un peu de dyspnée s'observe à la suite.

Température 39°5 le matin.

Urine. — Dépôt abondant de phosphate, léger disque d'albumine non rétractile.

J'eus peu d'hésitation à porter le diagnostic de localisation pulmonaire de la fièvre intermittente à forme pseudo-tuberculeuse ; je m'appuyais sur les signes : impaludisme ancien, cachexie, toux sèche, augmentation de volume du foie et de la rate. Je regrette dans ce cas particulier, où les crachats présentaient un aspect tout à fait caractéristique, de n'avoir pu rechercher le bacille de Koch. L'examen probablement négatif eût apporté une preuve de plus à mes arguments en faveur d'une lésion purement paludéenne.

Mon traitement fut simple: je conseillai l'emploi du sulfate de cinchonidine, du vin de quinquina et de la liqueur de Fowler.

L'état général de la petite malade ne tarda point à s'améliorer. En vingt jours, l'embonpoint commençait à revenir, le facies s'éclaircit, l'appétit devient bon, l'enfant recommence à jouer avec ses petites compagnes. Elle repose assez bien la nuit, et sa mère n'est pas obligée de changer son linge comme autrefois; toutefois aucune modification ne s'est produite localement bien que la toux se soit très amendée. Je ne change rien au traitement.

Dix jours plus tard, c'est-à-dire un mois après ma première consultation, je constate une guérison presque complète. La sonorité des sommets est normale, la bronchophonie a disparu ainsi que tous les autres signes d'auscultation. Les digestions se font bien. Il n'est plus question de toux ni de crachats. Le souffle extracardiaque persiste, mais sans occasionner de gêne. Les muqueuses redeviennent rosées. Le volume de la rate et du foie tend à diminuer, les fonctions intestinales sont normales. La température ne s'élève plus au-dessus de 37°5. Le dépôt phosphatique des urines a notablement diminué et on ne rencontre plus d'albumine.

Pour achever totalement la guérison, je maintiens encore mon traitement en y ajoutant le tartrate ferrico-potassique, et la noix vomique.

Au bout de quarante-cinq jours, sous l'influence de ces médicaments, l'enfant était complètement rétablie et retournait chez elle.

Huit mois après, je revois ma petite malade. Elle se porte très bien, n'a plus ressenti l'influence de la fièvre; je l'ausculte, je ne trouve rien d'anormal du côté des poumons, mais physiquement elle s'est à peine développée et garde toujours son aspect de naine.

Comme on le voit dans ces observations, les malades ont guéri, les symptômes pulmonaires et la fièvre ont disparu et l'état général s'est amélioré.

M. Sokolowski, médecin en chef à l'hôpital du Saint-

Esprit de Varsovie, dans un mémoire publié sur les formes larvées de la tuberculose pulmonaire, à propos du diagnostic de ces formes larvées, dit qu'il ne faut pas oublier que parfois quoique exceptionnellement on rencontre des affections des organes respiratoires qui ne sont autre chose que des manifestations de l'impaludisme. L'auteur fait allusion aux congestions paludiques du sommet des poumons.

M. Sakolowski avec un autre confrère russe, M. Dounine, ont décrit plusieurs cas dans lesquels il s'agissait de bronchite intense et même d'une affection du parenchyme des sommets des poumons à symptômes simulant complètement la phtisie pulmonaire. Tous les phénomènes morbides, tant locaux que généraux, disparaissent alors sous l'influence de la quinine à hautes doses.

Mais nul n'a si bien étudié cette congestion des paludiques que M. le professeur de Brun, de Beyrouth. Se trouvant dans une localité où les paludiques sont presque aussi nombreux que les habitants, M. de Brun a eu l'occasion de bien observer ces cas. Dans un admirable mémoire publié en 1895 dans la *Revue de médecine*, j'ai puisé de précieux renseignements sur cette variété de congestions pulmonaires du sommet. On y trouve 27 observations. J'en emprunte 3, dont une avec autopsie. Les voici :

OBSERVATION XV

Georges M..., neuf ans, de Kas-el-Nabab, nous est amené le 29 juillet 1892, au dispensaire des sœurs de charité.

Cet enfant est malade depuis trois mois et demi, ayant chaque jour des accès de fièvre intermittente. C'est vers 7 heures du soir que l'accès commence par un frisson suivi de stades de chaleur et de sueurs. Le tout se termine vers minuit.

La rate est hypertrophiée; elle dépasse de trois travers de doigt le rebord des fausses côtes et sa matité remonte jusqu'à un travers de doigt au-dessus du mamelon.

Toux sèche, sans expectoration. Au niveau de la fosse sus-épineuse gauche, matité très nette avec résistance au doigt, augmentation des vibrations thoraciques, souffle expiratoire violent, sans râles, sans frottements ; bronchophonie. Le reste du poumon est normal.

Sulfate de chinchonidine, 1 gramme par jour.

3 août. — La fièvre a disparu. L'état du poumon est le même et le volume de la rate n'a pas diminué. On continue la chinchonidine.

17 août. — La matité a disparu au niveau de la fosse sus-épineuse gauche, ainsi que le souffle qui est remplacé par une respiration rude avec expiration prolongée. Plus de broncho-phonie. La rate paraît moins dure et ne dépasse pas le rebord des fausses côtes de plus de deux travers de doigt.

5 septembre. — La rate dépasse à peine le rebord des fausses côtes. La respiration est normale partout, et dans la fosse sus-épineuse le murmure vésiculaire a le même timbre et la même souplesse que dans les autres parties du poumon.

Mais voici une autre observation où à côté des signes stéthoscopiques il y a encore une hémoptysie.

OBSERVATION XVI

Le malade nommé Antoine F..., qui habite une localité palu-déenne des environs de Beyrouth et qui a eu de nombreux accès de fièvre palustre, est repris le 25 juillet 1891 de violents accès à type tierce présentant les trois stades, et qui dans les premiers jours d'août s'accompagnèrent d'une céphalalgie très forte et d'une toux sèche, quinteuse, revenant et disparaissant avec l'accès, et empêchant tout sommeil pendant la nuit.

A partir du 15 août, le malade eut au cours de chaque accès une hémoptysie assez abondante constituée par du sang pur non mélangé à des crachats. En dehors des accès, le malade n'avait ni toux, ni crachements de sang. Trois médecins furent consultés, deux affirmèrent la tuberculose ; un troisième réserva son diagnostic.

C'est le 25 août que j'ai l'occasion de voir le malade. Son amaigrissement et sa pâleur sont extrêmes. Légère teinte ictérique des conjonctives. Les muqueuses sont absolument décolorées. La toux très sèche, quinteuse est extrèmement fatigante. Submatité au niveau de la fosse sous-claviculaire gauche ; matité avec résistance au doigt au niveau de la droite. A l'auscultation souffle, et bronchophonie dans la fosse sous-claviculaire gauche ; souffle expiratoire et bronchophonie dans la droite. Respiration rude et léger souffle dans les fortes expirations au niveau de la fosse sus-épineuse droite, pas de râles, pas de frottements.

La rate déborde de deux travers de doigt les fausses côtes. Le foie est également augmenté de volume.

Un peu d'albumine dans les urines.

Appétit médiocre ; digestion lente, difficile, constipation.

Les antécédents franchement paludéens du malade, l'élévation périodique de sa température que j'ai observée pendant six jours consécutifs à l'apyrexie absolue dans l'intervalle des accès, sa teinte terreuse, son anémie, l'augmentation manifeste du volume de sa rate, me firent penser à une congestion pulmonaire du sommet. J'administre 1 gramme de sulfate de quinine par jour. A partir du lendemain, la fièvre disparaît, l'hémoptysie ne revient plus et la toux diminue notablement.

29 août. — Plus de toux. Respiration normale au sommet gauche. Le souffle persiste sous la clavicule droite, mais il est moins violent. Plus d'albuminerie, les accès n'ont plus reparu. Le foie et la rate ont diminué de volume.

3 septembre. — Amélioration considérable dans l'état général, appétit excellent; digestion facile, anémie moindre. Il ne reste plus qu'un peu de rudesse du murmure vésiculaire sous la clavicule droite.

12 septembre. — La respiration est parfaite aux deux sommets ainsi que dans toute l'étendue de la poitrine. La rate et le foie ont repris leurs dimensions normales. Les muqueuses se sont colorées, les forces sont revenues, et le sujet peut se livrer sans fatigue à ses occupations habituelles. Même traitement.

Je le revois le 1er et le 10 octobre. Son état est très satisfaisant. Le teint est excellent, l'embonpoint est revenu. La respiration est normale aux deux sommets. Le sujet n'a plus toussé et n'a eu ni fièvre, ni hémoptysie.

OBSERVATION XVII
(Dr Brun)

M... Férida, âgée de quatorze ans, née dans les environs de Djouni où elle habite, entre à l'hôpital, salle Sainte-Marguerite, n° 10, le 16 février 1891, pour un accès de fièvre palustre.

Depuis sa naissance, elle est sujette ainsi que ses deux frères (dont le plus jeune, âgé de deux ans, est déjà cachectique) à des accès de fièvre d'une extrême ténacité, résistant à la quinine dont elle a pris de très grandes quantités. Au début, ces accès étaient réguliers et affectaient de préférence le type tierce, puis ils revinrent irrégulièrement, variant dans le moment de leur apparition, dans leur durée, dans leur intensité, mais présentant toujours une prédominance marquée du stade de frisson qui durait parfois plusieurs heures.

Après avoir disparu pendant quelque temps, les accès se reproduisirent il y a trois mois, et duraient encore quand la malade entra à l'hôpital.

Examinée le second jour de son entrée, on constate que la

petite malade est excessivement anémiée et faible; ses muqueuses sont littéralement décolorées, son teint est blafard ; la face dorsale de ses mains, sa poitrine, son ventre, présentent une mélanodermie très accentuée; elle accuse une faiblesse extrême, la moindre marche, le moindre effort la fatiguent et lui causent des palpitations et des vertiges.

Bien qu'en Syrie les filles aient souvent atteint tout leur développement à quatorze ans, la malade qui a cet âge est encore extrèmement petite et ressemble à une enfant de six à sept ans. Les membres sont maigres et grêles; ses avant-bras ont 10 centimètres de circonférence; ses bras en ont 11, ses mollets 16 ; ses cuisses à la partie moyenne ont 20 centimètres. Son thorax a 54 centimètres de pourtour à sa partie moyenne. Sa taille est de 113 centimètres et son poids de 13 kilos et demi.

Le ventre seul paraît volumineux, ce qui tient au développement exagéré du foie et de la rate. Le foie déborde de deux travers de doigt le rebord des fausses côtes, et malgré la taille exiguë de la malade, mesure 11 centimètres sur la ligne mamelonnaire. La rate mesure 13 centimètres de longueur sur 10 de largeur, et la pression du doigt à son niveau y provoque une douleur très vive.

Souffle systolique à la base du cœur, se propageant dans les vaisseaux du cou. Battements cardiaques faibles. A l'examen du sang, on constate que les globules rouges sont au nombre de 1.922.000 par millimètre cube et on compte un globule blanc pour 62 hématies.

Du côté du système respiratoire, la malade tousse depuis un temps fort long; sa toux est sèche, isolée, ne venant pas par accès, mais se répétant assez fréquemment. Dans tout l'espace compris entre la clavicule et le mamelon gauche : submatité avec résistance au doigt, augmentation des vibrations thoraciques, souffle fort, tubaire, limité à l'expiration, bronchophonie très pure. En arrière, matité très nette dans la fosse sus-épineuse droite, empiétant de trois centimètres sur la fosse sous-épineuse; exagération considérable des vibrations thoraciques, souffle très fort et bronchophonie; mêmes symptômes légèrement atténués dans les fosses sus et sous-épineuses gauches. Aucun râle. Pas de frottements.

Appétit médiocre, pesanteur épigastrique après les repas; nausées; quelques vomissement; constipation.

Les urines sont claires; quantité 2.500 centimètres cubes par vingt-quatre heures. Quantité notable d'albumine. Arrêt du développement des organes génitaux externes qui sont ceux d'une enfant de quatre à cinq ans.

Régime lacté. Sulfate de quinine 1 gramme.

Pendant les deux mois que la petite resta à l'hôpital, on ne vit survenir aucun incident qui vaille la peine d'être noté. Les phénomènes stéthoscopiques persistent avec la même intensité sans aucune modification, et laveille de la mort, on peut encore aux deux sommets constater l'existence d'un souffle très net, toujours sans aucun râle.

La malade meurt le 7 avril en pleine cachexie paludéenne, après avoir présenté pendant trois ou quatre jours un léger délire et une céphalalgie très violente, symptômes probablement de nature urémique et dépendant de la néphrite palustre.

Autopsie. — Poumon gauche; le lobe supérieur est transformé dans ses deux tiers supérieurs en un bloc compact assez dur, ayant une consistance et une couleur analogues à celles du foie.

A son niveau l'enveloppe pleurale est tendue par suite de l'augmentation de volume de l'organe; au reste la plèvre est absolument normale, et la partie de la séreuse qui recouvre la région ne présente ni épaississement, ni opacité, ni dépôt fibrineux, ni adhérences, et l'on peut voir à travers sa transparence, la teinte rouge sombre du parenchyme sous-jacent.

Une section du sommet du poumon permet d'y constater l'absence de toute trace de suppuration ou d'inflammation, soit au niveau des lobules, soit au niveau des rameaux bronchiques. La surface interne des bronches n'est recouverte d'aucune sécrétion, et la muqueuse y a gardé sa couleur normale. Les lobules ne se distinguent pas les uns des autres par des teintes différentes, comme dans la broncho-pneumonie; la coupe est lisse et n'offre pas le grenu propre à la pneumonie.

Le poumon à ce niveau n'est pas insufflable ; sa couleur est d'un rouge sombre. Si on le comprime, il ne crépite pas entre les doigts, et la pression n'en fait sortir qu'un peu de liquide sanguinolent, nullement mousseux. Un morceau détaché est manifestement plus lourd qu'un morceau de même volume pris sur un autre point du poumon et plonge immédiatement au fond de l'eau. Le tissu splénisé n'est pas nettement circonscrit ; il se confond peu à peu avec le tissu voisin, grâce à une zone de transition qui atteint peu à peu la couleur et la consistance du parenchyme normal.

Dans sa partie moyenne et inférieure le poumon gauche est absolument normal.

Poumon droit. — Le lobe supérieur présente les mêmes altérations que le poumon gauche sur une étendue moindre. La hauteur de la région indurée mesure six à sept centimètres. Intégrité absolue de la partie moyenne et de la base. Plèvre absolument intacte. L'examen histologique démontre que les parois alvéolaires, considérablement épaissies, sont infiltrées de cellules embryonnaires et surtout d'éléments fusiformes. En certains points, ces éléments arrivés à l'état adulte ont subi la transformation fibreuse totale. Les alvéoles sont considérablement amoindries, et dans les cavités on trouve des blocs granulo-graisseux, reliquat des cellules épithéliales profondément altérées.

Pas de bacilles tuberculeux.

Cas de congestion pulmonaire d'origine arthritique, localisée aux sommets et simulant la tuberculose.

Le 16 août 1883, à la séance du congrès de l'Association française pour l'avancement des sciences à Rouen, M. H. Huchard, faisant une communication sur les hémo-

ptysies arthritiques, commençait ainsi son discours :
« L'arthritis, cette goutte sans goutte, comme le dit
Durand-Fardel, est une disposition constitutionnelle très
féconde en manifestations diverses qui peuvent atteindre
presque tous les organes, presque tous les appareils, mais
dont le mode instrumental, si je puis ainsi m'exprimer,
est presque toujours de nature congestive. »

L'arthritisme est bien la diathèse congestive par
excellence et ce nom, qui lui a été donné par Cazalis,
caractérise bien cette maladie à déterminations morbides
qui ne se fixent sur un organe que par des atteintes
répétées, dont l'action principale porte sur le système
vasculaire et dont le caractère est de voyager de côté et
d'autre. On connaît ses manifestations congestives, telles
que les hémorrhoïdes, les différentes dermatoses qui
lui sont propres : l'urticaire, l'acné rosea, l'érythème, etc.
Il n'est donc pas étonnant qu'une maladie, dont le propre
est de déterminer des poussées congestives de toutes
parts, puisse se manifester du côté du poumon par des
flux sanguins d'intensité variable.

En effet, cette diathèse peut donner des congestions
aiguës et chroniques du poumon qui siègent aux sommets
et simulent la tuberculose autant par les signes stéthoscopiques que par l'état général du malade, et par la
manière dont elles se comportent.

Ces congestions peuvent débuter brusquement ou
s'installer insidieusement, et ces deux formes se rappro-
chent du reste tellement de la tuberculose qu'il est rare
qu'un médecin, en semblable occasion, ne tombe pas dans
l'erreur.

Ces congestions du sommet peuvent débuter, ai-je dit,

brusquement. Dans cette catégorie prennent place les hémoptysies arthritiques si bien étudiées par tant d'auteurs et surtout par M. H. Huchard.

Si je place ici les hémoptysies arthritiques, c'est que ces hémoptysies s'accompagnent de signes stéthoscopiques du sommet identiques à ceux de la tuberculose, et la première idée qui vient au médecin devant un malade qui vient d'avoir une hémoptysie, est celle d'une bacillose.

J'emprunte à la thèse de M. le Dr Antoine le passage suivant qui n'est du reste que la description faite par M. H. Huchard lui-même : « Un individu, ordinairement dans la force de l'âge, est pris brusquement, le plus souvent pendant la nuit, d'une hémoptysie fort abondante, qui se répète parfois pendant plusieurs jours de suite, et s'accompagne de tous les accidents qui constituent le cortège obligé de toute hémoptysie : sueurs froides, anxiété, dyspnée, perturbation morale, d'autant plus vive que le malade se croit d'ores et déjà poitrinaire. Pendant plusieurs jours, parfois une quinzaine, l'auscultation montre un foyer de râles crépitants soit dans un point, soit dans un autre du poumon. Le médecin porte un pronostic des plus défavorables. Cependant ces hémorrhagies se reproduisent quelquefois périodiquement et dans les intervalles, la santé reste excellente. L'on s'étonne, puis l'on s'aperçoit que le malade appartient à une famille d'arthritiques, que lui-même est goutteux, sujet à des congestions faciales, à des migraines, à des éruptions cutanées, et l'on est forcé d'admettre que l'on se trouve là en face d'accidents intimement liés à l'arthritisme, se manifestant dans le cas particulier par des hémoptysies alors qu'il se manifeste dans d'autres par des épistaxis à répétition, des flux hémorrhoïdaux, ou des métrorrhagies. » M. Antoine ajoute :

« A part ces symptômes effrayants qu'on vient de lire, les signes physiques sont bien peu caractéristiques : la percussion fait constater de la submatité qui peut être généralisée à toute l'étendue de la poitrine ou localisée à certains points *le plus souvent dans la région qui correspond aux sommets des poumons.* A la palpation, diminution légère des vibrations thoraciques. A l'auscultation, on entend des râles sous-crépitants souvent très retentissants, la respiration est légèrement soufflante ; on perçoit aussi très souvent le bruit anormal de Collin. En résumé, on constate ordinairement tous les signes d'une congestion plus ou moins intense. Ces signes de plus sont très mobiles et très fugaces. »

Il y a donc des cas où les hémoptysies arthritiques peuvent s'accompagner de signes physiques exclusivement limités aux sommets. On comprend alors que, si on est appelé près d'un malade qui vient d'avoir une hémoptysie et chez lequel on trouve en même temps les signes physiques mentionnés plus haut, on soit incliné à porter un diagnostic et un pronostic peu bénins. Le diagnostic et le pronostic changeront, il est vrai, plus tard, car les signes stéthoscopiques sont mobiles et fugaces, mais pendant quelques jours le premier diagnostic persistera, et il persistera indéfiniment pour un esprit non familiarisé avec ces formes trompeuses.

Voici maintenant une observation :

OBSERVATION XVIII

Huchard

Le nommé J..., âgé de cinquante ans, entre à l'hôpital Tenon le 24 novembre 1893. C'est un homme assez vigoureux, trapu, présentant le facies arthritique le plus caractérisé : joues colorées avec nombreuses arborisations vasculaires, cou un peu court, système vasculaire développé, tendance aux varices des membres inférieurs, hémorrhoïdes.

Sa sœur a une maladie de cœur et lui-même a eu plusieurs *attaques de rhumatisme articulaire*. Il avoue avoir fait autrefois des excès alcooliques. A son arrivée, on constate une dyspnée très intense. Le cœur est indemne, la poitrine présente l'aspect de l'emphysème pulmonaire et je constate aux deux sommets, surtout en arrière, les symptômes suivants : submatité, râles sous-crépitants très nombreux, respiration légèrement soufflante, augmentation des vibrations thoraciques, retentissement autophonique de la voix.

En présence de ces symptômes, et surtout d'hémoptysies extrêmement abondantes qui surviennent par la suite et se répètent, chose singulière, presque tous les soirs à la même heure, malgré l'absence de tout antécédent palustre, j'établis le diagnostic de tuberculose pulmonaire et ce n'est qu'en observant davantage le patient que j'ai admis, avec une certaine réserve il est vrai, le diagnostic de congestion pulmonaire arthritique.

Le malade mourut dans le courant de mars, et j'affirme qu'à l'autopsie on ne trouva aucun tubercule dans aucun organe; la rate était normale et n'offrait pas les caractères de l'hypertrophie splénique d'origine paludéenne.

Mais les deux sommets étaient le siège d'une congestion

pulmonaire extrêmement intense qu'on pouvait poursuivre jusqu'à la partie moyenne de l'arbre respiratoire.

Le cœur ne présentoit aucune altération; les grosses artères étaient légèrement athéromateuses, et on pouvait observer çà et là dans l'encéphale quelques anévrysmes miliaires que nous n'avons pas cherchés dans les vaisseaux du poumon.

Je crois que cette observation est un superbe exemple de congestion pulmonaire des deux sommets, nettement d'origine arthritique. Les signes stéthoscopiques, accompagnés d'hémoptysies répétées, imitaient tellement la tuberculose, qu'un maître comme M. Huchard a pu se tromper pendant quelque temps et ce n'est qu'après une longue observation qu'il a su deviner la véritable signification de tous les symptômes pulmonaires qu'avait présentés *le malade*.

Voici une autre observation du même genre. Dans les antécédents du malade on trouve plusieurs attaques de rhumatisme articulaire, mais la congestion du sommet et les hémoptysies s'étant produites un an après la dernière *attaque*, par conséquent en dehors de l'*attaque* rhumatismale, je ne les considère pas comme une forme pulmonaire de rhumatisme (je décrirai plus loin cette forme de congestion du sommet), mais comme une congestion pulmonaire du sommet simulant la tuberculose survenue chez un rhumatisant. Et puisque la goutte et le rhumatisme ne sont que deux branches de la même diathèse, arthritisme, je crois que cette observation doit trouver sa place ici.

OBSERVATION XIX

(Empruntée à M. Antoine)

M... X..., âgé de quarante-huit ans. Pas de tuberculeux dans la famille. Plusieurs frères et sœurs en bonne santé. Hormis quelques indispositions pendant l'enfance, santé excellente jusqu'en 1881. Il a fait la guerre de 1870, a souffert beaucoup du froid, et de toutes sortes de privations, mais n'a pas été malade, ni pendant, ni à la suite de la campagne. Il s'est marié à trente-neuf ans et est devenu père de deux enfants qui jouissent d'une très bonne santé. Il fait beaucoup d'exercice de corps et mène une vie très active.

Pour la première fois en 1881, polyarthrite avec fièvre considérée comme une atteinte de *rhumatisme articulaire aigu* ; l'affection qui ne dure pas moins de trois semaines se termine sans laisser aucune suite.

En 1883, nouvelles douleurs articulaires occupant un grand nombre de jointures et immobilisant pendant près de quinze jours le malade au lit ou à la chambre. On diagnostique encore du *rhumatisme*.

En 1885, chute sur le coude gauche. L'articulation devient très grosse et très douloureuse ; les mouvements sont presque impossibles, la douleur s'irradie jusqu'à l'épaule et au poignet ; revient sous forme de crises névralgiques d'une grande intensité et n'est calmée qu'à l'aide des piqûres de morphine. Plusieurs chirurgiens consultés constatent qu'il s'agit d'une arthrite traumatique sans luxation ni fracture. Au bout d'un mois environ, les douleurs se calment un peu, mais l'articulation reste très empâtée, les mouvements n'ont depuis cette époque jamais été récupérés que dans des limites très restreintes et cette demi-ankylose a résisté à tous les moyens employés pour la combattre (pointes de feu, mouvements forcés, massage, électricité, bains de vapeur, etc.).

— 61 —

Quelques mois après l'accident, le poignet gauche au-dessous de l'articulation malade et qui, lui, n'avait subi aucun traumatisme, commence à gonfler et à devenir douloureux. En dépit d'une thérapeutique locale aussi variée que celle qui a été mise en œuvre pour le coude et malgré un traitement intense (salicylate de soude et iodure de potassium) l'articulation radio-carpienne perd peu à peu ses mouvements. Un état voisin de l'ankylose s'établit encore à ce niveau et cela d'une façon définitive. Le poignet droit subit bientôt le même sort ; les articulations des phalanges sont prises à leur tour, mais il s'agit d'un simple gonflement périarticulaire peu douloureux, sans attitudes vicieuses ni déviations latérales des doigts et de la main comme on en voit dans le rhumatisme chronique progressif.

Au début de 1887, les membres inférieurs qui n'avaient jamais été intéressés que pendant les deux premières atteintes de polyarthrite généralisée deviennent malades à leur tour. Mais ici les manifestations morbides éclatent sous un aspect qu'elles n'avaient jamais présenté ; les douleurs viennent par crises, tous les mois ou tous les deux mois, avec rougeur, gonflement, fièvre modérée, état saburral de la langue. Tant dans leurs apparences locales que dans leurs manifestations générales, ces crises s'affirment comme des atteintes de goutte franche. Au cours de l'une d'elles, le genou est intéressé, tandis que les articulations tibio-tarsiennes et celles des orteils se dégagent d'une façon absolue et sont restées dégagées ; depuis lors le genou s'injecte, devient volumineux, se limite dans ses mouvements, et reste définitivement douloureux et presque ankylosé.

Pendant l'hiver de 1888 le malade se met à tousser, et de lui-même use un peu d'eau sulfureuse pour se débarrasser de cette toux devenue persistante. Sur ces entrefaites et d'une façon inopinée survient, à la fin de mars, une forte hémoptysie qui se renouvelle à plusieurs reprises pendant les jours suivants. Le malade garde la chambre et subit un traitement approprié ; l'eau sulfureuse est immédiatement supprimée.

Quinze jours plus tard, l'hémoptysie se renouvelle tout aussi importante que la première fois et laisse le malade faible et amaigri. Pendant le courant du mois de mai troisième hémoptysie, tout aussi peu motivée en apparence que les deux premières.

Dans une consultation à laquelle trois médecins prennent part, on agite la question d'une tuberculose pulmonaire que la répétition des hémoptysies et de légères modifications dans la respiration au sommet droit rendent assez vraisemblable. Le malade est envoyé hors ville ; les crachements de sang et la toux cessent immédiatement, et le soi-disant phtisique récupère son appétit, son embonpoint et toute sa force.

Depuis la santé a toujours été parfaite, on n'a plus trouvé les signes stéthoscopiques un peu vagues qu'on avait découverts du côté du sommet suspect ; le malade n'a jamais plus eu ni toux ni essoufflement. Ajoutons que, dans l'espoir de trouver une amélioration dans l'état de ses articulations, le malade a consulté, tant en province qu'à Paris, un grand nombre de médecins parmi les plus autorisés ; chaque fois l'examen du cœur et du poumon a été noté comme des plus satisfaisants. Le traitement par l'iodure de potassium et la lithine a été très longtemps suivi et il l'est encore à l'heure actuelle. Jamais ni sucre ni albumine dans les urines.

Les deux observations qu'on vient de lire sont deux exemples de congestion pulmonaire du sommet simulant la tuberculose chez des arthritiques, le début en a été brusque et bruyant par l'hémoptysie qui démasqua la congestion pulmonaire du sommet et fit appeler le médecin. Je ne saurais pas dire si les signes stéthoscopiques existent dans ces cas avant l'hémoptysie, ou bien si c'est l'hémoptysie qui est la vraie maladie, les signes stéthoscopiques en étant simplement la conséquence. Dans tous les cas, c'est l'hémoptysie qui appelle le médecin auprès du malade.

Mais il y a une autre forme de congestion pulmonaire siégeant aux sommets, également chez des arthritiques, laquelle s'installe insidieusement, et c'est la persistance de la toux, c'est l'anorexie, l'amaigrissement, mais non proportionnel avec la durée de la maladie, c'est quelquefois encore le crachement de sang en petite quantité et non pas de véritables hémoptysies; mais c'est surtout la longue durée d'une toux sèche et d'une déplorable tendance à s'enrhumer qui décident le malade à aller consulter un médecin.

En effet, c'est une congestion chronique des sommets dont la guérison est possible, mais dont la durée est relativement longue, et dont les signes stéthoscopiques ne sont pas mobiles et fugaces comme dans la forme précédemment décrite.

M. Bouchut faisant une leçon clinique à l'hôpital des enfants sur la congestion chronique des poumons simulant la phtisie au premier degré, résumait ainsi sa pensée en terminant :

1° Il y a des congestions pulmonaires chroniques qui simulent parfaitement par leurs signes physiques la tuberculose des poumons au premier degré, c'est-à-dire à l'état de crudité;

2° Les congestions de nature asthénique guérissent très bien par les eaux sulfureuses, tandis que la tuberculose véritable s'accommode mal de cette méthode curative;

3° Les congestions pulmonaires chroniques s'observent chez l'enfant comme chez l'adulte et elles résultent d'une congestion aiguë, d'une bronchite, d'une pneumonie simple ou morbilleuse, de la bronchite, rhumatismale ou herpétique, de l'apoplexie pulmonaire n'ayant pas pu arriver à une entière résolution;

4° Une sorte d'apoplexie pulmonaire chronique sous forme d'infiltration, détruisant la souplesse du parenchyme pulmonaire et ayant augmenté la densité de manière à produire la sclérose du tissu, constitue l'état anatomique de la congestion chronique pulmonaire;

5° La congestion pulmonaire chronique chez les scrofuleux aboutit nécessairement à la phtisie, mais chez les pléthoriques, chez les rhumatisants et chez les herpétiques, elle reste à l'état congestif ou de sclérose jusqu'à résolution.

L'observation qui suit est celle qui a servi à M. Bouchut à faire une leçon sur les congestions chroniques simulant la tuberculose.

OBSERVATION XX

(Bouchut)

Mlle X..., âgée de treize ans, née d'un père épileptique et d'une mère un peu valétudinaire; elle est sujette aux rhumes et à la diarrhée, mais il n'y a aucun antécédent tuberculeux dans la famille. Maigre, pâle et débile, elle n'a jamais été sérieusement malade. Son plus grand chagrin est aujourd'hui d'avoir une hypertrophie du ganglion sous-mentonnier qu'elle porte depuis deux ans et qui est la conséquence d'une carie dentaire.

Elle est malade depuis deux mois; depuis lors elle tousse et a craché une fois du sang en petite quantité. Sa toux est petite, sèche et sans douleur.

La résonnance sous-claviculaire est bonne des deux côtés; en arrière, dans la fosse sus-épineuse droite, il y a une faible diminution du son.

A l'auscultation, en avant, sous la clavicule gauche, le murmure vésiculaire est très faible, sans expiration prolongée, sans râles et sans retentissement de la voix. Dans le point correspondant à droite, la respiration est plus forte, sans râles et sans retentissement de la voix. En arrière, à droite, dans la fosse sus-épineuse, il y a un peu de diminution du son relativement au côté gauche, de l'expiration prolongée et du retentissement de la voix sans râles d'aucune espèce. Ces phénomènes sont permanents et n'ont pas varié depuis huit jours déjà que l'enfant est à l'hôpital. L'enfant a peu d'appétit, de la gastralgie, de la constipation, de fréquentes névralgies temporales, et elle se plaint de n'avoir pas de forces. Le mouvement lui donne des palpitations, mais il n'y a pas d'hypertrophie du cœur, ni de souffle dans les gros vaisseaux, pas plus que dans les carotides. Le pouls est peu fréquent mais de temps à autre, le soir, il y a de la fièvre.

En résumé, faiblesse du murmure vésiculaire sous la clavicule gauche, expiration prolongée et retentissement de la voix avec matité faible dans la fosse sus-épineuse droite, toux sèche et un crachement de sang.

Cette observation est imparfaite, car on ne sait pas ce qu'est devenue la malade, mais M. Bouchut qui connaissait si bien l'existence de ces congestions *chroniques du sommet qui simulent la phtisie* l'ayant choisie comme exemple pour en faire une leçon, je m'abrite derrière son autorité pour la citer comme exemple de congestion pulmonaire chronique localisée aux sommets.

Voici du reste les commentaires de M. Bouchut :

« La congestion pulmonaire chronique est un état morbide trop peu étudié. Elle est généralement confondue avec le premier degré de la phtisie pulmonaire et quelques médecins la considèrent comme le point de départ de la production des tubercules du poumon. Cela a été motivé par le grand nombre de faits dans lesquels on a vu l'évolution tuberculeuse succéder à un état congestif des poumons. Mais de ce que la tuberculose succède à la congestion et à la phlegmasie du *paren- chyme* pulmonaire, il ne s'ensuit pas qu'il en doive être toujours ainsi et que la congestion pulmonaire chronique ne puisse exister seule comme entité morbide et sans qu'il doive en résulter une phtisie pulmonaire. »

Mais qu'est-ce que cette congestion pulmonaire chronique ? « C'est une sorte d'atélectasie chronique, dit M. Bouchut, dans laquelle le poumon à demi affaissé sur lui-même, hypérémié d'une façon partielle, reçoit une moindre quantité d'air que de coutume et cette hypérémie est le point de départ d'un état sub-inflammatoire d'endurcissement ou de sclérose qui gêne l'hématose et compromet la santé. »

A l'appui de son opinion, M. Bouchut donne deux sortes de preuves : les unes indirectes par analogie et les autres directes. Et en effet, puisqu'on admet une conges- tion cérébrale chronique qui n'est pas l'inflammation ni la dégénérescence du cerveau, une congestion chronique du foie qui n'est pas plus de l'hépatite que de la cirrhose, une congestion rénale qui n'est pas la néphrite albumi- neuse et cependant occasionne de l'albuminurie, une congestion utérine chronique et qui cependant n'est pas la métrite et puisque tous les organes extérieurs ou intérieurs peuvent être l'objet d'hypérémies chroniques pourquoi une telle congestion du poumon n'existerait-elle pas soit dans une partie quelconque de l'organe, soit dans l'organe tout entier ? Mais les preuves directes sont plus importantes et ici je laisse la parole à M. Bouchut :

« Les preuves directes sont tirées de la clinique, soit de
celle de l'hôpital, soit de celle des eaux minérales où se
rendent les malades de poitrine, soit enfin de mes observations personnelles. Sans mettre en cause personne et
pour ne froisser aucun intérêt privé, je puis dire avoir vu
des malades sortir d'Enghien, de Saint-Honoré, d'Ems,
de Luchon, des Eaux-Bonnes, de Cauterets, etc., et
regardés comme ayant été guéris de phtisie tuberculeuse.
Sans doute, parmi ces succès, il y en a d'authentiques,
mais ils sont trop nombreux aujourd'hui pour ne pas les
croire mêlés à quelques erreurs de diagnostic. C'est par
centaines qu'on compte maintenant les observations de
phtisie guérie dans les différentes stations minérales en
vogue contre cette maladie. »

« Il est certain que parmi ces maladies il y en a qui
offraient tous les signes physiques du premier degré de la
phtisie tuberculeuse, et qui n'étaient cependant que des
scléroses pulmonaires, c'est-à-dire *des congestions
chroniques du poumon.*

« Ce qui m'en est un sûr garant, c'est que d'un côté les
eaux qui ont guéri ces congestions chroniques ne guérissent pas le ramollissement tuberculeux pulmonaire, c'est-
à-dire le second degré de phtisie, *et d'un autre côté* ce sont
des faits personnels que je vais citer.

« J'ai vu souvent en ville des enfants qui, à la suite
d'une rougeole, d'une coqueluche, d'une pneumonie ou
d'un simple rhume, resteront valétudinaires, fébricitants
et considérés comme atteints de tuberculose au premier
degré. Ils auront sur un point de l'affaiblissement du
murmure vésiculaire, de l'expiration prolongée, du retentissement de la voix, quelquefois même un peu de matité

et vous direz aux parents que la maladie est sérieuse, et qu'il y a lieu de craindre une phtisie. En présence de faits de cette nature, j'ai déjà plusieurs fois exprimé de pareilles craintes, et en pessimiste que j'étais, j'ai cru avoir sous les yeux de véritables tuberculoses pulmonaires au premier degré. »

Ici M. Bouchut cite l'observation suivante :

OBSERVATION XXI
(Bouchut)

Il s'agit d'une petite fille de cinq ans, récemment guérie de la coqueluche et ayant à chaque instant la fièvre sans motif appréciable. Comme elle toussait toujours un peu et qu'elle était très maigre et sans appétit, je fus prié par ses parents de lui donner une consultation. La percussion m'apprit qu'il y avait de la matité dans la fosse sus-épineuse droite et en même temps que la respiration faible était suivie de bruit d'expiration prolongée et accompagnée de retentissement de la voix.

Plusieurs examens donnèrent le même résultat. Au bout de six mois, les choses n'avaient pas changé; je l'envoyai aux eaux de Saint-Honoré dans la Nièvre, ce qui produisit le plus grand bien, sans enlever le mal. Il fallut une seconde saison d'eaux l'année suivante, et l'enfant a guéri.

De pareils faits ne sont pas rares, dit Bouchut, et il est d'autant plus sûr que c'est seulement de la congestion chronique du sommet et point de la tuberculose, que ces congestions guérissent toujours par un traitement approprié, dont la base semble être les eaux sulfureuses, le bon air et les toniques.

« Pour moi, cet état morbide, c'est la congestion pulmonaire chronique et il n'y a qu'un état congestif ou sub-inflammatoire qui puisse ainsi disparaître en quelques semaines ou en quelques mois de séjour à la campagne. Pour quelques personnes le fait est de la dernière évidence et je tiens de M. le professeur Champouillon qu'il a soigné au Val-de-Grâce des centaines de soldats ayant tous les signes de la tuberculose pulmonaire au premier degré, qu'on aurait pu croire voués à la mort et qui, n'avaient qu'une congestion chronique des poumons ; car un congé de convalescence de six mois suffisait pour les guérir.

Voici une autre observation :

OBSERVATION XXII
(Bouchut)

J'ai soigné dans une même famille les deux sœurs, qui après une bronchite ont été pendant plusieurs mois affectées d'une congestion chronique du poumon. L'une et l'autre offraient de l'obscurité du son au sommet de la poitrine, de l'affaiblissement du murmure vésiculaire, de l'expiration prolongée, un peu de retentissement de la voix et en même temps des râles muqueux, qu'on aurait pu prendre pour du gargouillement.

L'état général était bon malgré l'état fébrile permanent. Je finis par me convaincre qu'il ne s'agissait là que d'une bronchite avec congestion chronique du sommet d'un poumon, et cela après avoir longtemps hésité dans mon diagnostic.

J'envoyai ces enfants à Cauterets, où l'une d'elles fut prise de pneumonie, mais cet accident disparut sans laisser de traces et la maladie qui avait motivé le voyage des enfants, disparut à son tour, ne laissant après elle qu'une simple bronchite.

Le même auteur dans une autre leçon sur le même sujet faite cinq ans plus tard, lit l'observation suivante :

OBSERVATION XXIII

(Bouchut)

L'enfant, qui est couchée au n° 20 de la salle Sainte-Catherine, tousse depuis deux mois. Elle a moins d'appétit, a un peu de fièvre et a un peu maigri. La toux est sèche, il y a de la matité dans la fosse sus-épineuse gauche, de l'affaiblissement du murmure vésiculaire et un peu de retentissement de la voix. Partout ailleurs la respiration est normale. De ce côté (gauche) il y a de temps en temps une faible douleur au niveau des fausse côtes. Les battements du cœur sont réguliers, un peu éclatants, les bruits valvulaires et le premier bruit semblent un peu prolongés. Les fonctions digestives se font bien.

L'observation ainsi présentée a peu de valeur, mais voici les commentaires qui l'ont suivie :

« Chez cette enfant j'éloignai l'idée d'une bronchite simple à cause de l'absence de râles humides et de la matité sus-épineuse, et je n'ai songé qu'à un commencement de tuberculose pulmonaire, à une pneumonie chronique ou à une congestion pulmonaire.

« La pneumonie chronique est encore une maladie qu'il faut écarter de la discussion, parce que l'enfant n'ayant pas eu les symptômes d'une pneumonie aiguë, il est difficile de lui supposer une pneumonie chronique. Si cette maladie existait, il faudrait supposer qu'elle a commencé sous la forme chronique et qu'elle se serait développée insensiblement, sans obliger la malade à prendre le lit, ce qui me semble peu acceptable. Reste donc enfin la tuberculose pulmonaire et la congestion pulmonaire.

L'idée d'une tuberculose pulmonaire est celle qui se présente naturellement à l'esprit. C'est la maladie la plus fréquente, et c'est ce que dans les cas de ce genre la plupart des médecins admettaient, soit qu'ils aient l'idée de granulation entourée d'hypérémie, soit qu'ils pensent à une infiltration tuberculeuse. Malgré ces probabilités, je ne crois pas à une tuberculose des poumons, parce que j'ai vu beaucoup de cas semblables, suivis de guérison dans un temps assez court, et que la tuberculose ne guérit pas si souvent que cela. Je crois donc à l'existence d'une congestion pulmonaire chronique. »

Et Bouchut (pour qu'on ne me reproche pas de m'en rapporter à une seule autorité) n'est pas le seul qui ait remarqué l'existence de ces congestions chroniques. Il cite le nom de M. le professeur Champouillon, il dit même : « pour *quelques personnes* le fait est de la dernière évidence. »

Les médecins des stations thermales et en particulier ceux des eaux sulfureuses et arsenicales, connaissent bien ces congestions. M. Collin (de |Saint-Honoré) a bien étudié les congestions pulmonaires arthritiques, mais malheureusement je n'ai rien pu lire de cet auteur spécialement au sujet des congestions pulmonaires chroniques exclusivement limitées aux sommets.

Cependant je puis apporter ici une citation d'un autre auteur, M. le D\u02B3 Leudet, médecin aux Eaux-Bonnes.

« Certains malades arrivent à Bonnes avec les symptômes d'une maladie pulmonaire douteuse, mal dessinée, incomplète dans ses manifestations. Ils toussent et s'enrhument tous les hivers ; ils sont faibles et maigrissent ; leur appétit est capricieux, leur humeur est changée. Ils ont ou n'ont pas des phtisiques dans leurs ascendants. On les ausculte avec soin, et voici ce que l'on constate : une diminution du son aux deux sommets de la cage thoracique (ce n'est pas une véritable matité), et une respiration faible, presque nulle, également faible et nulle de deux côtés de la poitrine. Impossible de surprendre un changement de rythme dans ce murmure vésiculaire qu'on entend à peine, à plus forte raison de constater un râle ou une bulle : rien autre chose que cette faiblesse extrême de la respiration et cette sonorité amoindrie des régions sous-claviculaires et sus-claviculaires des deux côtés du thorax.

Ces malades sont-ils phtisiques ? L'Eau-Bonne va nous aider à répondre.

Ces malades boivent l'Eau-Bonne depuis une huitaine de jours seulement ; je les percute et les ausculte pour la deuxième ou troisième fois ; et tout a déjà disparu. Le murmure vésiculaire a pris de la force, est normal des deux côtés ; la sonorité est bonne.

Comment expliquer ce résultat si prompt sur la réalité duquel je ne puis pas me tromper, car je l'ai constaté bien souvent ? Par ce seul fait que l'Eau-Bonne étant par excellence le médicament tonique du poumon, a rendu aux alvéoles pulmonaires leur énergie et leur contractilité propres. Pour moi, en effet, les malades auxquels je fais allusion ne sont pas tuberculeux, et les doutes que je pouvais avoir n'existaient plus à mon deuxième examen ; car si les signes qui pouvaient faire admettre la présence des tubercules ont disparu par l'effet de l'Eau-Bonne, celle-ci ne leur a pas substitué d'autres bruits morbides caractéristiques de la phymatose pulmonaire...... Mais ici rien de semblable : aucun signe nouveau n'a pris la place des signes disparus. La respiration faible, presque nulle, et le son amoindri des deux sommets n'existent plus, et pendant toute la durée de la cure, il n'est pas possible de saisir chez ces malades le moindre signe de tuberculisation commençante. Ces malades engraissent, ne toussent plus, reprennent vite leurs forces et perdent leur déplorable tendance à contracter des rhumes. »

Je crois que les citations qu'on vient de lire, avec les observations qui les accompagnent, sont suffisantes pour prouver l'existence de ces congestions pulmonaires chroniques, qui se localisent aux sommets et simulent la tuberculose, et qui semblent être d'origine arthritique.

Comme on l'a remarqué, ces congestions s'installent sans aucun symptôme bruyant, il n'y a pas ici ces hémoptisies abondantes comme dans l'autre forme arthritique dont j'ai précédemment cité deux observations.

Dans cette variété de congestion pulmonaire chronique entrent encore celles qui se produisent chez les goutteux. Cette congestion pulmonaire est chronique d'emblée ou après plusieurs poussées aiguës successives. Je ne possède pas d'observations, mais voici leur description : « Chez certains héréditaires goutteux, on voit se produire de très bonne heure, dans la partie supérieure du poumon, un état congestif accompagné d'une toux fréquente, d'expectoration sanguinolente et d'un peu de fièvre, sans altération notable de la santé. A l'examen de la poitrine on trouve une diminution de la sonorité, avec affaiblissement du murmure vésiculaire. Comme les signes siègent aux sommets on pense à une tuberculose au début. Cependant, après avoir duré quelques semaines, les symptômes s'atténuent, puis disparaissent complètement ; on se rassure, et on oublie la maladie jusqu'à l'année suivante.

« Puis l'année suivante les mêmes accidents se reproduisent et cette fois ils durent un peu plus longtemps ; et cela successivement pendant cinq ou six ans, jusqu'au jour où ils s'établissent définitivement. » (POTAIN).

On comprend, que si on a à examiner un malade qui a négligé précédemment sa congestion du poumon et qui se présente alors qu'elle est définitivement installée, combien on sera loin de penser à autre chose qu'à une tuberculose latente.

J'ai rapproché l'existence de ces congestions de celles des arthritiques, car elles ont les mêmes caractères et parce que la goutte n'est que la « fille » de l'arthritisme.

Cas de congestion pulmonaire du sommet, simulant la tuberculose, consécutif à la rougeole

Dans une de ses leçons sur la congestion pulmonaire chronique du sommet simulant la tuberculose *M. Bouchut* disait : « C'est la bronchite qui a été le point de départ dans la plupart des cas, assez nombreux, que j'ai observés. C'est la rougeole qui est la cause du mal, et plus qu'aucune autre maladie, par le catarrhe bronchique dont elle s'accompagne, elle engendre la *congestion pulmonaire chronique*, ou chez les sujets prédisposés l'infiltration tuberculeuse. »

OBSERVATION XXIV

Voillez (*Archives de médecine*, 1866, p. 669).

J'ai vu à l'hôpital Saint-Antoine, en 1861 (salle Sainte-Marguerite, n. 27), une femme âgée de vingt et un ans, qui fut atteinte d'une rougeole franche et bénigne, dans la convalescence de laquelle je constatai la persistance d'une toux peu prononcée, avec respiration granuleuse aux sommets des deux poumons, sans aucun autre signe anormal.

J'ai cru d'abord à une phtisie pulmonaire commençante, car ce signe persista pendant un mois. Mais cette respiration anormale n'était qu'un indice d'hyperémie. A la sortie en effet, qui eut lieu après un séjour de six semaines, il n'existait plus rien d'anormal à l'auscultation de la poitrine depuis plusieurs jours.

Cas de myocardite et d'aortite aiguë, avec congestion pumlonaire du sommet simulant la tuberculose.

Les congestions pulmonaires d'origine cardiaque débutent habituellement par la base. Mais il peut se faire que cette congestion siège en un autre point et en particulier aux sommets seulement. Dans ce dernier cas, ces signes stéthoscopiques peuvent faire croire à tort à l'existence d'une tuberculose. M. Huchard a dû en voir plusieurs exemples, car à propos d'une malade atteinte de myocardite et ayant présenté une congestion pulmonaire du sommet droit il écrit : « J'éloignai d'abord l'idée d'une congestion pulmonaire d'origine myocardique, parce que les symptômes du côté des bronches et des poumons avaient précédé ceux du cœur et de l'aorte ; mais le siège de la congestion pulmonaire au sommet du poumon droit n'avait qu'une importance secondaire dans l'espèce puisque je vous ai démontré assez souvent que les myocardites peuvent déterminer sans que je sache pourquoi des hypérémies pulmonaires à la partie supérieure de la poitrine. »

Plus loin, parlant des congestions pulmonaires qui surviennent chez les artérioscléreux, il reproduit à la page 227 l'observation suivante.

OBSERVATION XXV

Huchard (*Traité des maladies du cœur*)

Une malade âgée de quarante-quatre ans à l'époque de la ménopause présentait un souffle mitral très accusé ; et sous la clavicule gauche je constatai la présence d'une congestion pulmonaire intense, se manifestant par un peu de matité et par des bouffées de râles sous-crépitants fins, qui avaient fait admettre à tort l'existence d'une poussée tuberculeuse. Or, à l'autopsie on constatait toutes les lésions de l'artériosclérose du cœur, une congestion intense du sommet gauche sans tubercules, et la dissection attentive des artères pulmonaires ne démontrait l'existence dans leur intérieur d'aucun caillot embolique.

***

Des congestions pulmonaires du sommet d'origine cardiaque, je puis rapprocher celles qui peuvent être liées à l'aortite aiguë, car les aortites aiguës peuvent aussi donner des congestions pulmonaires du sommet et en imposer pour une tuberculose. Je n'en possède aucune

observation, mais l'autorité de M. Huchard peut suffire à
en démontrer l'existence.

M. Huchard, parlant de la pathogénie de la dyspnée
dans l'aortite aiguë, dit : « D'autres fois il s'agit de
simples congestions qui se montrent sur tous les points
de la poitrine, *qui peuvent apparaître même à l'un des
sommets, comme j'en ai observé plusieurs cas*. Lorsque
ces hypérémies s'accompagnent d'hémoptysies, de perte
des forces et d'amaigrissement, on conçoit parfaitement
que cet appareil symptomatique puisse faire un tableau
clinique ayant une ressemblance assez fréquente avec la
tuberculose. »

M. le Dr Laplan écrit : « Elle (l'aortite) peut se traduire par des congestions pulmonaires répétées et
tenaces et par des accès d'asthme; *elle peut donner le
change pour un début de tuberculisation.* »

Cas d'empyème avec congestion pulmonaire du sommet simulant la tuberculose.

S'il y a un cas où l'on doute le moins de l'existence
possible d'une tuberculose pulmonaire du sommet, c'est
bien l'empyème, il me semble. Lorsque chez un malade
en même temps qu'un empyème on trouve au sommet
tous les signes stéthoscopiques de la tuberculose, je me
demande, qui songerait à autre chose qu'à une localisation
bacillaire ? Du reste, nombre d'erreurs de gens autorisés
en font foi.

« Il faut se garder dans un cas douteux de conclure
trop vite à l'existence des lésions tuberculeuses du
poumon. Ce diagnostic, fondé seulement sur les signes

physiques, présente parfois de sérieuses difficultés. Il est vrai que nous avons aujourd'hui un signe précieux pour établir ce diagnostic avec certitude, la recherche des bacilles de Koch, dans les crachats ou dans les sécrétions purulentes de la plèvre. L'état général, le faciès, le caractère hectique de la fièvre, et même les résultats de l'auscultation et de la percussion, peuvent induire en erreur et faire croire à une tuberculose qui n'existe pas. » (Bouveret.)

Je n'ai pu trouver aucune observation pour prouver l'existence de ces congestions du sommet accompagnant l'empyème ; mais je vais citer certains passages de M. Moutard-Martin et de M. Bouveret.

« J'appelle l'attention sur certaines pleurésies purulentes à forme chronique, avec fièvre hectique, accompagnées de gros râles humides ou de craquements secs *dans le sommet du côté malade*, avec pâleur, amaigrissement, sueurs nocturnes et crachats muco-purulents ; *pleurésies que tous les signes peuvent et doivent faire regarder comme secondaires et liées à une fonte tuberculeuse du poumon*. Il m'est arrivé plusieurs fois de ne pas vouloir opérer dans ces conditions, et *à l'autopsie on ne découvrait pas trace de tuberculose*. J'ai plusieurs fois regretté d'avoir été trop prudent ou trop timide. » Moutard-Martin.

M. Bouveret dans son traité de l'empyème (page 340) cite le texte de M. Moutard-Martin que l'on vient de lire et ajoute : « Nous avons été témoin de plusieurs de ces erreurs dont parle M. Moutard-Martin. Quelques signes stéthoscopiques, obscurs ou mal interprétés, font admettre *la nature tuberculeuse de l'empyème*, le patient n'est pas opéré, il meurt, et *l'autopsie démontre l'absence de toute lésion tuberculeuse*. »

Cas d'ulcère de l'estomac avec congestion pulmonaire
du sommet ayant simulé la tuberculose au premier
degré.

Une des complications des plus fréquentes de l'ulcère de
l'estomac est la tuberculisation du malade. Ceci est vrai
et constaté, cependant il peut arriver qu'il n'y ait qu'une
simple congestion pulmonaire du sommet, laquelle peut
présenter tous les signes stéthoscopiques ou quelques-
uns seulement de la tuberculose commençante; et comme
on tient pour règle que celle-ci se greffe avec une
grande facilité chez ces malades, on diagnostique une
tuberculose.

M. le professeur Marfan, décrivant les signes stéthoscopiques de la tuberculose au premier degré, finit en
exprimant une petite réserve sur leur valeur quand ils
sont isolés. C'est parce qu'il a eu l'occasion de les constater
isolés chez une malade atteinte d'ulcère de l'estomac et de
porter le diagnostic de tuberculose, alors qu'il s'agissait
simplement de congestion.

« On nous pardonnera d'exprimer ici quelques réserves
à ce sujet, écrit M. Marfan. Certes, la valeur de ces signes
stéthoscopiques est très grande lorsqu'ils accompagnent
soit la fièvre vespérale, soit quelques-uns des symptômes
fonctionnels ou généraux que nous avons énumérés. Mais
lorsqu'ils sont isolés, nous n'oserions pas affirmer, après
leur constatation, l'existence de la tuberculose. On les
trouve évidemment chez des sujets qui deviennent plus
tard des tuberculeux avérés. Mais nous les avons trouvés

aussi chez des malades que nous connaissons depuis longtemps et où nous les avons vus tantôt disparaître et tantôt
rester stationnaires. »

« Nous les avons observés chez une jeune femme
atteinte d'ulcère de l'estomac, chez laquelle nous avons
cru pouvoir affirmer d'après cette constatation l'existence
de la phtisie: elle mourut brusquement d'une hématémèse
et *l'autopsie ne décela aucune trace de tuberculose
pulmonaire*. »

C'est le seul cas d'ulcère de l'estomac avec congestion
pulmonaire ayant simulé la tuberculose que j'aie pu
rencontrer au cours de mes recherches.

Je désirais beaucoup pouvoir apporter ici cette observation *in extenso*, et pour cela je me suis permis de
m'adresser à M. le professeur Marfan, qui m'a répondu
n'en avoir pas conservé le manuscrit.

**Cas de goitre exophtalmique avec œdème subaigu
du sommet du poumon ayant simulé la tuberculose.**

OBSERVATION XXVI
(Par M. le D' MOLLARD et M. le D' Cl. BERNOUD.)

*Goitre exophtalmique. — Œdème subaigu du poumon. —
Mort. — Autopsie.*

B..., Marie, quarante-deux ans, lingère, entre le 26 novembre 1896 à l'Hôtel-Dieu de Lyon, dans le service de M. le professeur Renaut. Elle présente tous les signes d'une maladie de
Basedow typique.

Son père est mort rhumatisant; sa mère est vivante et en bonne santé. Elle a une sœur et deux frères, tous bien portants.

Comme antécédents personnels : pleurésie gauche il y a sept ans; une bronchite un peu plus tard; pas d'autre maladie. Mariée, la ma.ade a eu un enfant, mort de convulsions en bas âge. Elle est d'un tempérament nerveux, elle n'a jamais pris de crises, mais elle s'émotionne à la moindre occasion, rit et pleure facilement.

Au commencement du mois d'août, un jour d'orage où elle se trouvait à la maison en compagnie de deux autres personnes, elle vit le tonnerre tomber à côté d'elle.

Le globe fulgurant qu'elle aperçut, brillant et multicolore, tourbillonna contre la fenêtre à un mètre d'elle environ, et suivant une conduite d'eau, perfora le mur voisin pour aller tuer, un peu plus loin, dans l'écurie, une brebis et un chat. Pendant ce temps retentissait un énorme coup de tonnerre; la malade et ses deux compagnes, mues par une secousse violente, étaient projetées à terre.

La malade n'eut ni perte de connaissance ni brûlure, mais elle ne put se relever seule; quelques instants après, elle pouvait monter dans sa chambre et s'y coucher; mais le lendemain elle dut garder le lit, ses jambes ne pouvant la soutenir. Le soir même de l'accident, elle avait quelques palpitations qui augmentèrent rapidement pendant la nuit et auxquelles vinrent s'adjoindre, dès le lendemain matin, du goitre non constaté antérieurement, de l'exophtalmie, du tremblement et de l'ictère.

A l'entrée, la malade dit avoir considérablement maigri, et on remarque chez elle une impotence très considérable. La marche est impossible sauf pendant quelques instants, et encore avec un appui. Les jambes fléchissent sous le poids du corps. Aux membres supérieurs, même impotence, égale des deux côtés. Pas de paralysie vraie, pas de perte du sens musculaire.

Conservation absolue de la sensibilité au contact; mais il existe une hyperesthésie généralisée, peut-être un peu prédominante du côté gauche. Le moindre attouchement éveille la douleur, et à une pression un peu forte la malade se convulse. Conservation du réflexe rotulien et du réflexe plantaire. Ovarie double ; diminution des réflexes pharyngien et conjonctival.

La malade ne souffre pas ; mais elle se sent impatiente, énervée, supporte à peine le poids des couvertures.

L'ictère a presque disparu ; il ne persiste qu'une légère teinte subictérique des conjonctives.

L'exophtalmie, au dire de la malade, aurait été plus considérable au début ; cependant elle est encore très appréciable, égale des deux côtés. L'occlusion parfaite des paupières est possible. Un peu de parésie de la musculature externe, surtout dans les mouvements d'élévation du globe occulaire et de la paupière supérieure. Pas de frémissement vibratoire des paupières, pas d'altération de la vue.

Le tremblement est à oscillations très rapides ; aux membres supérieurs, c'est une véritable palpitation des mains, plus accusée dans le sens horizontal. Le corps tout entier tremble, et, la malade étant debout, on perçoit des trémulations en mettant les mains sur ses épaules.

Le goitre est assez considérable, moue symétrique, subissant des alternatives de gonflement et d'affaiblissement, gênant parfois la respiration.

Les palpitations, parfois angoissantes, sont toujours très pénibles, empêchant le sommeil pendant la nuit.

La pointe du cœur, normalement située, bat fortement dans le cinquième espace. L'auscultation ne révèle aucun bruit anormal dans la région précordiale. Les pulsations sont au nombre de 160 à la minute.

À part ces symptômes, on note encore : suppression des règles depuis le début de l'affection ; changement de caractère ; impossibilité de rester longtemps à la même place.

Température : 37° 8.

Du côté de l'appareil respiratoire. — La malade toussant un peu, on pratique un examen minutieux du thorax. On y constate un peu d'obscurité respiratoire aux deux sommets. On note de plus une légère submatité dans la fosse sus-épineuse *droite*, et dans cette même zone l'auscultation révèle de fins *craquements*.

Les urines sont émises en quantité normale et ne contiennent ni sucre *ni albumine*.

Les jours suivants. — L'état a été un peu stationnaire malgré le traitement (médication bromurée, teinture de coque du levant et de *veratrum viride*, etc.).

La température monte parfois à 38°.

La toux persiste sans expectoration notable.

Le 26 décembre. — Après un séjour d'un mois dans le service, la malade non améliorée demande à sortir.

On constate à ce moment que les signes pulmonaires du début se sont considérablement augmentés. Au lieu des fins craquements limités à l'entrée dans la fosse sus-épineuse on note aux deux temps de la respiration des *râles humides* occupant le tiers supérieur du poumon droit.

Pas d'œdème des jambes. *Pas d'albuminurie*. Même état du cœur.

27 décembre. — La malade part chez elle.

En présence des signes pulmonaires et à cause des antécédents de la malade (une pleurésie, une bronchite consécutive) on pense à de la tuberculose, complication assez assez fréquente et banale du goitre exophtalmique.

24 janvier 1897. — La malade rentre dans le service. Son état s'est considérablement aggravé.

Le goitre, l'exophtalmie, les palpitations, l'état du cœur sont à peu près les mêmes, mais l'amaigrissement est devenu considérable ; plusieurs petits nævi sont apparus soit aux membres inférieurs, soit aux membres supérieurs. Les téguments ont pris une teinte terreuse et un peu d'œdème est survenu aux deux membres inférieurs.

Les urines contiennent cette fois un peu d'albumine.

Aux poumons, les signes ont encore augmenté. Les râles humides précédemment notés occupent les deux tiers supérieurs du poumon droit et le tiers supérieur du poumon gauche.

1" février. — La malade se cachectise de plus en plus, les signes pulmonaires progressent, continuant à envahir les deux poumons *du haut en bas.*

L'œdème des membres inférieurs augmente, atteignant la racine des cuisses.

Le pouls est toujours irrégulier quoique moins fort. Le nombre des pulsations oscille 140 et 160 à la minute.

4 février. — Un peu d'ascite.

6 février. — Mort.

A l'autopsie. — Pratiquée vingt-quatre heures après la mort, on trouve :

Le cœur de volume et de coloration normaux.

La valvule mitrale admet deux doigts dans son intérieur ; elle est peut-être un peu épaissie, mais elle est suffisante.

Rien à l'aorte, valvules sigmoïdes suffisantes ; orifice pulmonaire un peu élargi, valvules suffisantes ; orifice tricuspidien un peu élargi.

Le parenchyme cardiaque est de coloration normale, ne se déchirant pas sous le doigt.

Le foie présente une surface irrégulière au voisinage du bord libre. Il y est dur, mais il reprend sa mollesse normale à mesure qu'on s'approche de la face supérieure.

Les reins pèsent l'un 160, l'autre 190 grammes. Tous deux présentent l'apparence d'un très léger degré de néphrite mixte.

Le cerveau est normal.

Les poumons et les plèvres ne présentent absolument *aucune trace de lésion tuberculeuse.*

Le poumon droit est envahi dans son entier par *un œdème*

d'apparence vulgaire sans aucun tubercule, sans aucune induration. Cet œdème est d'autant plus accusé, qu'on se rapproche davantage du sommet à la base et sur une minime étendue, il existe un peu d'atélectasie peu importante ; à ce niveau les bronches sont pleines d'un pus crémeux.

Le poumon gauche présente des lésions identiques quoique un peu moins accusées. L'œdème y prédomine au sommet, qui ruissolle à la coupe comme le poumon droit. Pas de pus dans les bronches.

Dans aucun des deux poumons, même à la base, on ne trouve de congestion concomitante appréciable, et des deux côtés le processus est entièrement étranger à la tuberculose.

Ce cas semble unique. Les auteurs qui l'ont publié déclarent qu'ils n'ont pu en trouver aucun autre cas semblable dans la littérature médicale. Moi de mon côté j'ai cherché avec beaucoup de zèle, mais sans plus de succès.

Cas de congestion pulmonaire du sommet chez les hystériques, simulant la tuberculose.

Partant de ce fait, que les hystériques ont quelquefois des hémoptysies qui ne sont pas liées à la tuberculose, j'ai cherché à m'éclairer, si ces mêmes malades ne peuvent pas faire de la congestion du sommet qui simule la tuberculose. J'ai été heureux de rencontrer ce fait mentionné par Woillez et d'en trouver une observation. Voici d'abord l'observation.

OBSERVATION XXVII
WOILLEZ (*Traité de percussion et auscult.*)

J'ai donné récemment des soins à une jeune dame hystérique très anémique, très amaigrie, éprouvant une dyspnée provenant d'une parésie diaphragmatique, avec une toux sèche. Elle présentait sous la clavicule droite et au niveau de la fosse sus-épineuse du même côté une submatité manifeste avec respiration forte, soufflante, et de l'expiration prolongée. Or, cette toux et ces signes physiques disparurent complètement avec l'amélioration survenue dans l'état général. Il y avait eu là certainement une hypérémie du poumon qui s'était dissipée avec la guérison de l'anémie et l'amélioration des phénomènes nerveux.

M. Woillez à propos des signes physiques de la première période de la tuberculose écrit : « Il peut exister simplement une sonorité aiguë ou une submatité légère à la percussion, avec une faiblesse du bruit respiratoire. Ces signes physiques limités sous une clavicule et dans la fosse sus-épineuse sont en effet assez souvent les seuls avec lesquels on doit décider l'existence des tubercules dans le poumon. La tâche est délicate, et il ne sera possible de se prononcer pour l'affirmative, que si l'on est en présence d'un sujet jeune, qui s'est amaigri graduellement, et qui est affecté d'une toux sèche depuis un temps assez long. *Néanmoins on devra songer que ces signes et ces conditions peuvent se rencontrer chez des anémiques ou des hyst riques, chez lesquels il s'opère des congestions pulmon es, dont les signes peuvent en imposer pour ceux d' tuberculisation commençante.* »

On sait que les hystériques sont pris quelquefois d'une dysphagie qui dure longtemps. Les malades refusent toute nourriture ou n'en prennent qu'une quantité insuffisante et se laissent ainsi maigrir pendant des semaines et même pendant des mois. Si on se trouve en face d'un hystérique qui a maigri de telle manière et chez lequel on découvre les signes physiques mentionnés plus haut, on comprend combien l'erreur est facile.

Cas de cachexie néoplasique avec congestion pulmonaire du sommet simulant la tuberculose.

Mon maître, M. le professeur Renaut, au cours de ses visites, parlant de la malade dont l'observation suit plus loin, attira l'attention de ses élèves sur l'existence possible d'une congestion pulmonaire localisée aux sommets chez les néoplasiques cachectisés M. le professeur Renaut disait: non seulement l'existence de cette congestion est possible, mais elle serait même fréquente.

Comme cette congestion se traduit par les même signes stéthoscopiques que la tuberculose, l'erreur est possible. Cependant l'erreur n'est pas grave, car le diagnostic d'une tuberculose ou d'une simple congestion ne peut changer le pronostic fatal, imposé qu'il est par le néoplasme malin et la cachexie. Mais le diagnostic d'une congestion ou d'une tuberculose reste quand même intéressant au point de vue scientifique, et important pour les descendants du malade.

OBSERVATION XXVIII
(inédite)

Cancer de l'utérus

G..., Catherine, cultivatrice, âgée de cinquante-neuf ans, entre le 3 octobre 1899 à l'Hôtel-Dieu, salle Montazet, n° 5, service de M. le professeur Renaut.

Père mort jeune d'affection inconnue. Mère morte à quatre-vingts ans d'affection indéterminée. La malade a perdu une sœur âgée de soixante-dix ans. La malade a eu deux enfants; l'un mort en naissant, l'autre mort à trois ans d'une fièvre thyphoïde. Pas de maladie sérieuse antérieure.

Il y a quinze ans que les règles de la malade ont disparu. Il y a six mois, elle vit revenir des pertes rouges, puis des pertes blanches, qui ont persisté, très abondantes. Dès le début elle s'est mise à maigrir, à perdre l'appétit. Elle est très constipée et a des renvois aigres.

Elle ne souffre pas, cependant elle a pressenti quelques douleurs dans la cuisse gauche et la fesse et jusque dans le pied vers les malléoles. Ces douleurs ont maintenant disparu.

La malade ne tousse pas. Jamais d'œdème des membres inférieurs.

Actuellement : teint cachectique. Langue sèche. Pas d'œdème aux membres inférieurs.

Rien au cœur.

Au poumon : on note en avant et à droite des craquements humides, inspiratoires surtout et un retentissement un peu exagéré de la voix. Pas de submatité à ce niveau. En arrière à la base droite quelques râles fins inspiratoires de congestion.

Abdomen : un peu météorisé ; un peu sensible à la palpation.

Au toucher vaginal : col induré, ulcéré, irrégulier. La paroi postérieure du vagin et les culs-de-sacs sont envahis. L'utérus est immobilisé.

La température se maintient à 37° et au-dessus.
Urine disque net d'albumine.

7 octobre. — Les râles du sommet ont disparu.

J'ai eu l'occasion d'examiner cette malade le jour de
son entrée. A la constatation de ces signes pulmonaires,
j'ai pensé à une tuberculose, le fait étant banal pour ce
genre de malades. Mais quatre jours eprès lorsque
M. Renaut examinait à son tour pour la première fois
la malade, je fus étonné de ne rien trouver d'anormal aux
sommets. C'est alors que M. Renaut nous parla de l'existence et même fréquente de cette forme de congestion
pulmonaire chez les néoplasiques.

**Congestion du sommet, due à une ampliation exagérée
et répétée du thorax.**

Pour terminer la série des observations que j'ai pu
réunir, qu'il me soit permis d'ajouter ici à titre de curiosité, une observation de congestion du sommet avec
hémoptysie quoiqu'elle n'ait pas simulé la tuberculose, vu
son étiologie bizarre.

OBSERVATION XXIX
(A. POTAIN, *Gaz des hôpitaux* 1888.)

Il s'agit d'un jeune homme qui dans le but d'améliorer le
timbre et le volume de sa voix se livra pendant quatre, cinq
jours à des efforts presque incessants de grandes inspirations,

Le résultat fut une douleur thoracique, une congestion très prononcée du sommet des deux poumons, et une hémoptysie.

M. A. Potain, qui avec son chef de laboratoire M. le D' Gaucher et son interne N. Dutil s'est livré à des recherches sur l'effet de l'ampliation vis-à-vis des poumons est arrivé à conclure : que l'ampliation quand elle est excessive peut n'être pas sans inconvénients.

M. Potain après avoir cité l'observation ci-dessus ajoute : « la dite ampliation se produit instinctivement chez des gens dont la respiration devient pour une raison quelconque insuffisante. »

Je me demande si une congestion du sommet due à une forte ampliation (le fait étant possible et l'ampliation ayant pour cause un rétrécissement des voies respiratoires, par exemple : compression de la trachée par un goître, par un néoplasme de l'œsophage, paralysie des muscles criro-arythénoïdiens, polypes de la glotte, etc.), ne pourrait pas par son étiologie, tout autre que dans l'observation citée, induire en erreur.

SYMPTOMES

On a vu, par la lecture des observations que la congestion pulmonaire simulant la tuberculose se rencontre : soit comme maladie propre, aiguë ou chronique, pouvant simuler la première et la seconde période de la tuberculose, mais jamais la troisième ; soit comme état pathologique combiné à d'autres maladies et pouvant simuler n'importe quelle période de la tuberculose pulmonaire.

D'après cette définition, on devine facilement que les symptômes de la congestion pulmonaire non tuberculeuse du sommet sont identiques à ceux de la tuberculose.

Pour être plus précis je dirai que cela est parfaitement vrai pour les signes de percussion et auscultation, mais ces signes parfois ne s'accordent pas bien avec l'état général du malade, avec la durée de la maladie et son mode d'évolution.

Ceci me force. pour la facilité de la description des symptômes des congestions non tuberculeuses des sommets, à les diviser en :

1° Congestions aiguës du sommet simulant n'importe quelle période de l'évolution de la tuberculose pulmonaire;

2° Et congestions chroniques du sommet, simulant les première et seconde périodes ; mais jamais la troisième.

Congestion pulmonaire aiguë du sommet

Si cette congestion accompagne une maladie infec-
tieuse, le malade a une fièvre plus ou moins grave. Mais
cette fièvre est sous la dépendance de la maladie aiguë et
générale ; et il est difficile de faire la part de l'hypérémie
qui peut dans cette occasion revenir à la congestion elle-
même.

Le malade est plus ou moins oppressé, il tousse ou
non ; la toux quand elle existe est sèche ou avec expectoration. Celle-ci peut être composée de crachats spumeux, sanguinolents ou simplement striés de sang,
muco-purulents, même nummulaires, comme dans les
congestions liées à la grippe. L'hémoptysie n'est pas
obligatoire et quand elle existe,elle est tantôt abondante,
comme dans les congestions arthritiques à début brusque,
tantôt sous forme de simple expectoration mêlée aux
crachats, comme dans les cas de congestion aiguë
du sommet au cours du rhumatisme aigu.

A la palpation on trouve de l'exagération des vibrations.

A la percussion : on trouve à l'un des sommets une
diminution de la sonorité, pouvant même aller parfois
jusqu'à la matité.

Quoique M. Grancher dise que « pour produire de la
submatité et de l'exagération des vibrations, il est néces-
saire qu'il existe au sommet du poumon de grosses
masses indurées plus grosses que des noix », ces signes
se rencontrent avec la simple congestion pulmonaire

sans trace de tubercules. La congestion, produisant une densification plus ou moins grande, suffit pour donner lieu à de la submatité et même à de la véritable matité. D'autres fois la percussion peut ne révéler aucun changement du ton normal.

A l'auscultation on entend une respiration rude ou assombrie, une expiration prolongée, quelquefois saccadée, des râles sous-crépitants secs, soit inspiratoires, soit expiratoires, ou même existant aux deux temps de la respiration; véritables râles muqueux. D'autres fois ce sont des râles muqueux accompagnés d'une respiration soufflante et de retentissement de la voix.

Quand il s'agit de la région sus ou sous-claviculaire, on entend très bien les bruits du cœur (Ménard). Une preuve de plus qu'il y a là condensation du parenchyme pulmonaire sans tubercules. D'autres fois enfin on entend du souffle caverneux et du gargouillement.

On conçoit qu'en présence de ces signes stéthoscopiques, la première idée et la plus soutenue sei it celle d'une tuberculose.

L'état général du malade n'est pas toujours tel que le feraient supposer les signes pulmonaires constatés.

On peut ne trouver qu'un peu de submatité, avec une respiration rude ou assombrie et quelques craquements secs, que l'état général soit bon ou laisse à désirer.

Mais parfois on trouve des signes physiques de ramollissement ou d'excavation, en même temps qu'un état général satisfaisant et contrastant d'une façon paradoxale avec les signes physiques cavitaires qui semblent indiquer une période avancée de tuberculisation.

En général, les congestions pulmonaires du sommet se

rencontrent chez des individus dont l'état général est au moins satisfaisant et chez lesquels on ne trouve qu'exceptionnellement des antécédents héréditaires de tuberculose.

En revanche, très fréquemment on trouvera des antécédents héréditaires et personnels chargés en manifestations arthritiques.

Congestions pulmonaires chronique du sommet

Ces congestions ne simulent jamais 'a troisième période de la tuberculose pulmonaire.

Les signes cavitaires, souffle et gargouillement, font défaut. Tous les autres signes de percussion et d'auscultation peuvent exister plus ou moins prononcés et diversement combinés. Le retentissement de la voix est rare chez les enfants (Bouchut).

Les malades toussent. C'est une toux sèche et fatigante; plus rarement elle s'accompagne d'expectoration. Cette toux paraît être plus fréquente pendant la nuit. Les hémoptysies sont possibles, mais elles consistent en quelques crachats sanguinolents.

Le plus souvent l'état général du malade s'accorde bien avec les signes pulmonaires. Parfois les malades ont une santé très altérée (cachexie néoplasique, paludéenne, empyème), d'autres fois, relativement aux signes pulmonaires, l'état général est bien conservé.

La fièvre existe ou non. Quand elle existe elle est légère, « état fébrile peu appréciable » (Bouchut), perte de l'appétit et avec le temps un peu de pâleur et d'amaigrissement. Mais la fièvre peut aussi être hectique, avec sueurs nocturnes et amaigrissement notable.

Dans les antécédents personnels du malade on découvre une rougeole ou une coqueluche, pour les enfants surtout (Woillez-Bouchut), plusieurs bronchites, facilité de s'enrhumer, accès de fièvre miasmatique et des manifestations arthritiques. Dans les antécédents héréditaires, on trouve ou non des tuberculeux; mais on trouve surtout des rhumatisants, des goutteux, des artérioscléreux; en un mot l'arthritis.

DIAGNOSTIC

La congestion pulmonaire du sommet, qu'élle soit aiguë
ou chronique, simule toujours par ses symptômes la
tuberculose pulmonaire ; son diagnostic est donc dés
plus importants.

Ce diagnostic est important non seulement pour le
malade même, mais pour ses descendants et même pour
le succès de la thérapeutique à instituer. Quel plus beau
succès que de pouvoir diagnostiquer une simple congestion pulmonaire du sommet, surtout la chronique, et par
un traitement approprié, guérir un malade qui se croit
poitrinaire, ou que d'autres confrères avaient dit être
tuberculeux !

Sans doute, l'importance est grande, mais j'ai hâte de
le dire, autant ce diagnostic est important, autant il est
difficile. Cependant son importance est moindre pour les
congestions aiguës, car dans ces cas on est vite renseigné
sur la nature de la maladie. Les signes stéthoscopiques
ici étant fugaces et variables, il suffit d'avoir le soin
d'ausculter le malade tous les jours pour saisir ces deux
caractères des congestions pulmonaires aiguës et éviter
l'erreur.

SAMOCOVLIEFF.

7

Il n'en est pas de même pour les congestions pulmonaires chroniques du sommet. « Le diagnostic des
congestions pulmonaires chroniques (simulant la tuberculose), dit Bouchut, est extrêment difficile, surtout chez
les enfants plus disposés que l'adulte à la production de
tubercules. On ne peut se prononcer hardiment sans
témérité, ni sans jouer avec le hasard qui peut confirmer
une affirmation sans motif. Souvent ce n'est qu'après
plusieurs mois de soins attentifs et lorsque la lésion disparaît, qu'on peut en reconnaître la nature congestive. Il
en est ici comme dans certains cas de syphilis douteuse,
dont le traitement seul peut éclairer le diagnostic. » En
effet, les malades qui viennent consulter le médecin,
toussent et maigrissent depuis six mois, un an, deux ans,
on les ausculte et on trouve les signes d'une tuberculose
chronique. On les interroge et on apprend qu'ils ont une
fièvre hectique, et pour peu qu'on trouve des antécédents
héréditaires de tuberculose plus ou moins éloignés,
l'erreur est inévitable.

Donc, le diagnostic de la congestion pulmonaire du
sommet est relativement moins important et plus facile
pour les congestions aiguës du sommet, puisque l'erreur
ne peut durer longtemps. Ici les signes sont mobiles et
fugaces, durent peu, de deux à vingt jours, Ils changent de
place, changent de caractère, et il suffit d'ausculter souvent
pour s'apercevoir que cette prétendue tuberculose qu'on
a tout d'abord diagnostiquée ne suit pas l'évolution régulière Il est vrai que les signes de la tuberculose changent
aussi quand celle-ci marche vers la guérison, mais les
changements ne sont pas aussi rapides.

Dans les congestions non tuberculeuses, les signes disparaissent vite, incomparablement plus vite que dans la tuberculose. ils se déplacent aussi rapidement, ne laissant que peu de traces à leur première place, ou point du tout.

Pour les congestions pulmonaires du sommet, liées à une aortite, ou à une myocardite, un traitement approprié et l'auscultation quotidienne du malade, peuvent, avec le temps, démontrer la nature simplement congestive de l'affection pulmonaire.

Pour les congestions pulmonaires du sommet liées à une fièvre typhoïde, ou au rhumatisme articulaire aigu, le diagnostic se fera comme dans les cas précédents. Pour celles de la fièvre typhoïde, si on suspecte celle-ci, il faut pratiquer le séro-diagnostic ou attendre que les taches lenticulaires apparaissent et décider la nature de la congestion pulmonaire. Pour les congestions du sommet liées au rhumatisme aigu, les douleurs rhumatismales réclameront le salicylate de soude et ce traitement en quelques jours mettra sur la voie du véritable diagnostic.

Pour la grippe, on tiendra compte de ce que la fièvre présente un type inverse, avec température peu élevée 38°-39°. La grippe donnant de la congestion du sommet, qui par les signes stéthoscopiques simule le troisième degré de la tuberculose pulmonaire, on sera frappé de l'état général du malade, qui ne sera pas celui d'un phtisique caverneux. Si après plusieurs examens de crachats on ne trouve pas le bacille de Koch, mais au contraire, on trouve le bacille de la grippe et en abondance, on sera autorisé à penser qu'il ne s'agit pas d'une tuberculose. Enfin la marche de la maladie en deux, trois semaines enlèvera définitivement tous les doutes.

Le diagnostic de la congestion pulmonaire simple du sommet de nature arthritique, et à début brusque, se fera en tenant compte des antécédents héréditaires et surtout personnels du malade. Le médecin en l'interrogeant apprendra que celui-ci a eu, à plusieurs reprises, des attaques de rhumatisme, et plusieurs fois déjà des hémoptysies très abondantes, survenant presque toujours la nuit ; et chez quelques-uns même, toujours à la même heure. Ce caractère des hémoptysies arthritiques est de la plus grande valeur pour leur diagnostic, et M. Antoine dans sa thèse insiste sur ce fait : qu'elles apparaissent la nuit, et même se répètent toujours à la même heure. En outre, on aura affaire à des malades dont l'état général ne paraît pas avoir souffert de ces hémoptysies *nocturnes abondantes et répétées*, ils n'ont pas maigri, et n'ont pas perdu l'appétit.

Dans les congestions chroniques des sommets, les signes stéthoscopiques restent à leur place, ne changent pas de caractère, ou changent peu, mais longtemps après un bon traitement. Donc, en se basant sur les signes stéthoscopiques on ne peut pas différencier la simple congestion chronique de la véritable tuberculose. Toutefois, pour les congestions pulmonaires de nature arthritique, M. E. Collin de Saint-Honoré, attache une grande importance à un signe stéthoscopique qu'il nomme *frottement arthritique*. Je ne suis pas en mesure d'apprécier la valeur de ce signe, ni de dire s'il peut ou non trancher le diagnostic entre une congestion chronique du sommet, de nature arthritique, et une tuberculose chronique, mais

voici ses caractères, tels qu'ils ont été décrits par M. Collin :
« Tirez par la pensée une ligne perpendiculaire du creux
axillaire à la base de la cage thoracique ; dans cette région
que bien des médecins n'auscultent pas ; vous entendrez
dans les affections pulmonaires de nature arthritique,
habituellement à la rencontre du tiers inférieur avec le tiers
moyen un bruit que j'ai nommé *frottement arthritique*,
et qui ressemble au râle crépitant du premier degré de la
pneumonie. Il ne se produit que pendant l'acte imspira-
toire, et a quelquefois besoin pour être entendu, d'une
inspiration longue et prolongée. On peut constater sa
présence, soit en même temps des deux côté de la poitrine, soit alternativement dans l'un ou l'autre côté, mais
dans la majorité des cas, c'est à droite qu'il est perçu. »

Les signes stéthoscopiques ne permettant pas de diagnostiquer la congestion pulmonaire chronique de la
véritable tuberculose, on doit alors chercher à s'entourer
d'autres renseignements qui pourraient quelquefois
éclairer le diagnostic.

C'est ainsi que pour les congestions chroniques du
sommet de nature arthritique et à début insidieux on
doit bien s'informer des antécédents du malade. On aura
affaire à des malades dont le passé est riche en manifestations arthritiques. Si le malade est dyspeptique, ayant
eu plusieurs manifestations herpétiques, des coliques
néphrétiques ou hépatiques, s'il est porteur d'hémorrhoïdes, s'il a souvent des migraines, s'il prétend tousser
depuis six mois, un an, deux ans et ne présente ni la
maigreur, ni la faiblesse d'un bacillaire dont la maladie
daterait depuis si longtemps, et tout cela surtout sans
antécédents héréditaires de tuberculose ; qu'on fasse

toute réserve sur l'existence d'une tuberculose pulmonaire, avant que l'examen des crachats n'ait été pratiqué.

D'autre fois, le malade apprendra à son médecin qu'il ne tousse que par périodes, surtout l'hiver, et quand arrive le printemps cette toux disparaît ou à peu près, jusqu'à l'automne suivant. Qu'on l'interroge alors, et on découvrira dans ses antécédents des congestions faciales, des migraines, des éruptions cutanées, des anthrax, des furoncles, de l'eczéma, etc. On apprendra enfin qu'il est issu de parents goutteux. Qu'on se rappelle alors que les goutteux sont prédisposés à faire des congestions pulmonaires du sommet apparaissant et disparaissant à plusieurs reprises jusqu'à l'installation définitive, et qu'on prenne soin de faire des réserves sur l'existence d'une tuberculose, en attendant que l'examen des crachats ait été pratiqué.

Si chez un malade, dans les antécédents personnels duquel on trouve des accès de fièvre miasmatique, il existe des signes ressemblant à ceux de la tuberculose pulmonaire au premier ou au second degré, qu'on ne se hâte pas trop de diagnostiquer une tuberculose. « Ce que je prétends affirmer, dit M. de Brun, en me basant sur une statistique de 7.000 malades, c'est que l'impaludisme paraît conférer une sérieuse immunité au point de vue de la tuberculose. Cette immunité provoquée par l'évolution probable dans l'économie d'un microorganisme, est loin d'être contraire aux principes de microbiologie actuellement admis. » Il ne faut pas s'étonner de ce que M. de Brun prétend affirmer. D'autres auteurs ont remarqué que l'infection palustre paraît conférer une immunité envers certaines maladies. Jaccoud, dans ses leçons cliniques, parle d'un soldat ayant eu des accès paludiques au Tonkin pendant deux ans et étant arrivé à la véritable cachexie, se trouvait à bord d'un navire. Une épidémie de choléra éclate, le paludique prend le choléra comme tant d'autres voyageurs, mais l'infection cholérique évolua chez lui simplement en dysenterie.

Un autre cachectique paludéen se trouvant à bord d'un navire où avait éclaté une épidémie de dysenterie, s'infecta comme d'autres voyageurs, mais l'infection chez lui évolua en typhus.

Il faut donc être prévenu que les paludiques deviennent rarement tuberculeux, et cependant on constate souvent chez eux des signes ressemblant à ceux de la tuberculose pulmonaire. Si l'on interroge ces malades sur le caractère de leur toux, on apprendra qu'elle est très fatigante et qu'elle existe surtout, ou même exclusivement, pendant les accès de fièvre (de Brun). Si on percute le foie, on le trouvera augmenté de volume.

M. Sokolowski, dit qu'il y a quatre signes qui peuvent mettre le médecin sur la voie du véritable diagnostic:

a) L'exploration thermométrique montrera souvent que le type rémittent de la fièvre n'est qu'apparent, et qu'il s'agit en réalité d'une fièvre rémittente entrecoupée d'ascensions brusques de la température : *b*) l'observation attentive démontrera en outre l'existence d'une petite toux sèche et saccadée assez caractéristique, *c*) une dyspnée survenant parfois simultanément avec le frisson ; enfin *d*) le quatrième signe se tirera de l'affaiblissement et de l'amaigrissement rapide du malade. Quant à la tuméfaction de la rate, M. Sokolowski, dit qu'elle n'a pas une grande valeur, puisqu'elle peut s'observer aussi chez les tuberculeux.

Enfin, la quinine ne pouvant pas être nuisible aux phtisiques, je crois qu'on peut l'administrer au supposé paludique tuberculisé et observer l'amélioration qui sera toujours sensible au bout de dix à quinze jours, si la quinine est administrée avec méthode.

Puisque les congestions pulmonaires du sommet simulant la tuberculose peuvent se rencontrer chez les néphrétiques, il me semble qu'on doit adopter pour règle d'examiner les urines du malade chez lequel on trouve les signes pulmonaires d'une tuberculose. A l'hôpital cette précaution est prise pour tous les malades, mais dans la clientèle on néglige trop souvent l'examen des urines des phtisiques. Si donc on trouve une urine albumineuse présentant tous les caractères de l'urine néphrétique chez un malade que les signes pulmonaires font supposer être bacillaire, qu'on installe le régime lacté et on verra disparaître les signes pulmonaires en quelques jours, si ces signes sont dus à la simple congestion.

Mais si l'urine ne contient que peu d'albumine, l'idée d'une néphrite devra être écartée en présence des signes pulmonaires d'autant mieux que les urines des bacillaires en contiennent souvent (Teissier). Alors qu'on cherche l'œdème, qu'on regarde les paupières et qu'on interroge la vue; qu'on recherche enfin tous les signes que M. Dieulafoy a décrit sous le nom de *petits signes du brightisme* et, si on les trouve, qu'on installe le régime lacté. On aura alors l'agréable surprise de voir les signes pulmonaires disparaître, et on pourra s'assurer

que le malade n'est pas tuberculeux. Enfin, il faut se
rappeler que comme la tuberculose pulmonaire peut
s'accompagner d'albuminurie, de même l'albuminurie
néphrétique peut donner de la simple congestion pulmonaire, laquelle par son siège et ses signes physiques
peut faire croire, à tort, à l'existence d'une tuberculose. Donc, le régime lacté pendant quelques jours sera
la « pierre de touche » dans le diagnostic de ces cas.

Mais les renseignements que j'ai mentionnés plus haut
ne sont que des présomptions. Ils ne deviendront souvent
des preuves que lorsqu'un traitement longtemps continué
et la marche de la maladie auront prouvé que le prétendu
bacillaire a tout simplement une congestion du sommet
non bacillaire.

La meilleure présomption, et encore, elle laisse des
doutes, c'est la recherche du bacille de Koch. Sa constatation prouve incontestablement qu'il s'agit de tuberculose, mais son absence ne suffit pas pour éliminer cette
idée. Cependant si le résultat de la recherche du bacille
de Koch est négatif à plusieurs examens, et si ce résultat
négatif est appuyé des autres renseignements que j'ai
décrits plus haut, on peut conserver le plus grand doute
et croire plutôt à une simple congestion.

Si le microscope ne décèle pas le bacille dans les crachats
et si l'on a des doutes sérieux, il ne faudra pas s'en tenir
à ce résultat négatif, qui a souvent si peu de valeur dans
les premières périodes de la phtisie, mais il faudra faire
l'inoculation des crachats à des cobayes. Ce procédé de
recherche a été appliqué avec succès par MM. Arloing,
Vermeil et Decour pour le diagnostic de la tuberculose
chirurgicale (Marfan.)

La recherche du bacille de Koch par l'inoculation ou l'examen microscopique ne sera pas possible lorsqu'il n'y a pas d'expectoration. On a vu que les malades peuvent avoir une toux *sèche*. Comment diagnostiquer alors la véritable tuberculose de la simple congestion? Cette difficulté a donné lieu à beaucoup de recherches, à commencer par l'inoculation de la première tuberculine de Koch qui fut si fatale jusqu'à aujourd'hui. M. Bouchard a essayé de dégager un profit des rayons de Rœntgen pour le diagnostic de la tuberculose. Kelsch et d'autres ont montré que dans certains cas, la radiographie supprimerait l'auscultation, mais la méthode n'est pas encore d'une pratique courante et ces faits sont encore trop récents et trop peu nombreux pour autoriser autre chose que des espérances. La radiographie pratiquée dans les cas de tuberculose pulmonaire donnerait une image d'un aspect pommelé particulier. Mais il n'est pas encore démontré que cette même image ne peut pas encore se rencontrer dans les cas de congestion simple ou de pleurite du sommet. Dernièrement encore, M. Destot lisait à la Société des Sciences médicales de Lyon l'observation d'un malade chez qui la radiographie avait donné l'aspect pommelé typique et chez lequel, à sa grande surprise, il ne trouva rien à l'autopsie.

M. Arloing au Congrès de Montpellier a montré qu'en employant des cultures homogènes de bacilles de Koch, acclimatés au bouillon glycériné, on pourrait agglutiner celle-ci avec le sérum de la plupart des tuberculeux, et espérer arriver ainsi au diagnostic de la tuberculose. Mais ce moyen est, paraît-il, très peu pratique et dans la clientèle il ne serait guère commode à appliquer.

La médecine actuellement ne possède pas un autre moyen sûr de diagnostiquer la tuberculose que l'examen des crachats. Précisément à cause de l'insuffisance d'éléments sûrs de diagnostic, différents auteurs veulent rattacher la plus grande valeur à tel ou tel signe pour faire le diagnostic. C'est ainsi que M. Grancher dit : « Je prétends seulement qu'il ne faut pas attendre la submatité, l'augmentation des vibrations, les craquements, pour faire le diagnostic de la tuberculose pulmonaire, il faut le faire, on peut et on doit le faire avant l'apparition de ces signes et par le seul fait de l'existence d'une respiration anormale. Si sous une clavicule vous trouvez d'une façon permanente une altération du bruit respiratoire, si vous constatez ce phénomène chez un individu qui est souffrant, qui pâlit, qui maigrit, je vous demande que vous concluiez qu'il y a là *très probablement* de *la tuberculose.* »

Guéneau de Mussy, de son côté, a voulu trouver un élément de diagnostic sûr pour la tuberculose dans son procédé d'exploration, la *transsonnance thoracique.*

M. Espina y Capo (de Madrid) attribue une grande importance à la mensuration du thorax : quand l'espace intermamelonnaire ne dépasse pas 17 à 18 centimètres, quand l'indice axillaire ne dépasse pas 72 centimètres on a de grandes chances pour qu'il s'agisse de tuberculose pulmonaire.

Je ne cite que ces trois opinions ; et il y en a beaucoup d'autres, mais toutes sont fragiles, car la simple congestion pulmonaire simule si bien la tuberculose, que pour leur diagnostic la médecine réclame des moyens plus sûrs.

En attendant les heureuses découvertes que la médecine réclame avec insistance il n'y aura qu'un moyen pour le diagnostic différentiel entre la simple congestion pulmonaire du sommet et la tuberculose de la même région. Lorsque les crachats manqueront, ou que le résultat de leur examen sera négatif, c'est l'observation attentive des changements des signes stéthoscopiques et de l'état général du malade qui mettront sur la bonne voie. Il faut donc ausculter souvent le malade suspect, resté jusque-là indécis, que le temps apporte le diagnostic. Du reste, le temps a été le premier médecin des premiers habitants de la terre.

**

Pour le diagnostic si difficile de la congestion pulmonaire non tuberculeuse du sommet, je me permettrai de proposer un moyen, qui dans certains cas pourrait rendre service.

Partant de ce fait, que l'ergot de seigle est un vaso-constricteur énergique, et que les râles de la congestion pulmonaire sont dus à la vaso-dilatation locale, je crois pouvoir proposer de donner aux malades suspects de tuberculose en ramollissement, c'est-à-dire à ces malades dont la congestion du sommet donne des râles humides, une potion avec 2 grammes de poudre d'ergot. S'il s'agit de la congestion pulmonaire non tuberculeuse, il est possible dans certains cas de voir les râles disparaître complètement, phénomène qui ne se produira pas, s'il y a infiltration de tubercules.

Dans son *Traité théorique et clinique de percussion et d'auscultation*, page 593, M. Woillez attire l'attention sur ceci : il est possible en auscultant un bacillaire d'entendre des râles humides, alors qu'il n'y a pas de ramollissement. Pour éviter l'erreur de pronostic « l'emploi des astringents, comme l'extrait de rathania ou le tannin pris à l'intérieur font rapidement disparaître les râles humides ». Oui, mais la submatité, la respiration rude et les craquements secs persisteront s'il s'agit d'infiltration tuberculeuse.

Il me semble qu'il faut préférer les vaso-constricteurs aux astringents, à cause de l'effet plus rapide et plus sûr.

Dans certains cas, il se peut que les râles et les bruits anormaux ne disparaissent pas après l'administration de l'ergot, lors même qu'il s'agirait de congestion pulmonaire non tuberculeuse ; mais dans les cas où le résultat sera positif, le diagnostic sera assuré.

C'est pourquoi il me semble *a priori*, mais je dois l'avouer, sans vérification confirmative, que ce moyen pourrait rendre d'utiles services dans certains cas douteux.

MARCHE ET PRONOSTIC

La marche et la durée de la congestion sont extrêmement variables.

Les congestions pulmonaires du sommet qui précèdent
ou accompagnent une fièvre typhoïde, un rhumatisme
articulaire aigu, une grippe, celles des arthritiques à
début brusque, celles des goutteux, celles qui sont liées à
une myocardite, à une aortite, une néphrite, à l'empyème,
peuvent se généraliser vite ou disparaître en quelques
jours, soit spontanément, soit par suite d'un traitement.

En revanche, les congestions pulmonaires du sommet
des arthritiques à début insidieux, celles des paludéens
cachectisés, celles qui sont consécutives à une rougeole, à
une coqueluche persistent longtemps aux sommets sans
se généraliser et encore moins disparaître sans un bon
traitement et longtemps suivi.

Celles des néoplasiques cachectisés peuvent disparaître
en quelques jours seulement comme dans l'observation
que je rapporte; ou persister jusqu'à la mort qui du reste
est proche.

Quant à celles qui pourraient être liées à un goître
exophtalmique, ne possédant qu'une seule observation

lobe et n'ayant rien pu lire à propos de ces cas, j'en suis
réduit à dire : que dans ladite observation, la congestion a
persisté jusqu'à la mort.

De la marche et du siège de cette congestion pulmonaire on peut facilement tirer le pronostic.

Cette congestion prise en elle-même, qu'elle soit aiguë
et passagère ou chronique, n'a rien de grave. Mais quand
on songe qu'elle est localisée en une région où l'infection
pulmonaire est la plus facile ; quand on songe qu'elle
siège là justement où le bacille de Koch a pour ainsi dire
engagé sa place de tout temps et qu'elle rend là région,
physiologiquement (1) *locus minoris resistentiæ*, encore
plus fragile, on aurait raison de s'inquiéter, et Bouchut et
Potain disent que malgré sa bénignité elle peut aboutir à
la tuberculose, si elle n'est pas traitée.

Pour les congestions chroniques du sommet, il serait
difficile au bacille de Koch de s'y greffer car la congestion
chronique aboutissant à la sclérose, les conditions ne sont
pas favorables pour l'infection.

Mais l'infection n'est pas là seule raison d'inquiétude.

Les congestions chroniques du sommet non traitées
finissent par produire « un affaissement du tissu pulmonaire dans lequel l'air pénètre moins aisément, dont le
sang ne s'hématose plus très bien et devient noirâtre ce
qui détermine la stupeur et l'adynamie ou l'atonie du

(1) Pour Hanot, ce qui facilite la pénétration des poussières, c'est la force
de l'inspiration et la faiblesse de l'expiration dans les sommets ; il remarque
en effet qu'aucun des muscles expirateurs n'agit sur cette région : donc les
bacilles avec les poussières y arrivent en très grande quantité et en sont
plus difficilement expulsés.

Peut-être même, dit Hanot, au moment de l'expiration se produit-il dans
les bronchioles supérieures des courants d'air rétrogrades qui facilitent
encore la pénétration. (Marfan.)

affecté, ce qu'on pourrait appeler l'atélectasie chronique »
(Bouchut). Et par suite de cette lésion locale que détermine
la congestion chronique, elle nuit à l'hématose générale
et entraîne un état de maladie plus ou moins prononcé.

Il ne faut donc pas la négliger.

———

TRAITEMENT

S'il est important de faire le diagnostic d'une congestion pulmonaire du sommet, il est non moins important de déceler son étiologie, car le traitement varie suivant les causes.

Les congestions pulmonaires des sommets qui accompagnent le rhumatisme articulaire aigu, tant qu'elles restent localisées aux sommets, ne réclament aucun traitement spécial. Lorsqu'on sera certain qu'il s'agit d'une congestion du sommet, dépendant du rhumatisme aigu, on n'a qu'à traiter la maladie causale par le salicylate de soude, et on verra cette congestion disparaître. Mais il est possible qu'elle se généralise sur toute l'étendue du poumon; on se comportera alors comme pour les congestions pulmonaires en général : régime lacté, purgatifs drastiques, si la congestion est légère; sangsues, saignée générale, si la congestion s'accompagne d'oppression et devient menaçante.

Les congestions des sommets survenant au début de la fièvre typhoïde, une fois diagnostiquées, doivent être traitées comme la dothiénentérie elle-même : régime lacté et bains froids. Ce traitement les fera disparaître, à moins que la fièvre typhoïde ne s'aggrave et que la congestion pulmonaire n'augmente en étendue.

Les congestions pulmonaires des sommets qui accompagnent la grippe ne réclament pas non plus un traitement spécial. Qu'on traite celle-ci comme on voudra et qu'on ne s'occupe pas spécialement de la congestion ; elle disparaîtra en même temps que la grippe.

Celles des brightiques disparaîtront en quelques jours après qu'un régime lacté absolu aura été installé. « Le régime lacto-végétal, l'oxygène, et quelques toniques cardiaques, effacent momentanément l'œdème (du sommet) et font tomber du même coup l'illusion d'une tuberculose. » (Renaut-Mollard.)

Les congestions pulmonaires du sommet liées à une aortite seront traitées par les révulsifs sur place. Mais ce qu'il faut traiter, c'est surtout l'aortite. On installera le régime lacté, on donnera l'iodure de potassium, et on fera « des révulsions persistantes sur la région préaortique au moyen de cautérisations ponctuées et de badigeonnages d'iode fréquemment répétés » (Renaut-Mollard).

Les congestions pulmonaires dépendantes d'une myocardite sont justifiables d'un traitement local et d'un traitement général. Localement, on peut mettre des ventouses, faire des pointes de feu ou badigeonner avec de la teinture d'iode, mais c'est surtout sur le cœur et sur les reins qu'il faut veiller. Le régime lacté, la caféine, la théobromine et la digitale sont tour à tour indiqués.

Pour les congestions pulmonaires du sommet chez les néoplasiques cachectiques et celles liées au goitre exophtalmique on n'a pas pour ainsi dire à s'en occuper. Les premières sont insignifiantes à côté de l'état général, pour les secondes on donnera les toniques et on fera les révulsions locales.

Mais autrement important est le traitement des congestions pulmonaires chroniques des cachectiques paludéens, des arthritiques, des goutteux, des rhumatisants chroniques et celles que laissent la rougeole et la coqueluche.

Les congestions pulmonaires du sommet des cachectiques paludéens ne disparaîtront que lorsque la cachexie palustre dont elles dépendent aura guéri, C'est pour cela qu'il faut administrer la quinine à doses élevées, 0 gr. 75 à 1 gr. 50 par jour, sous des formes variées. Si les malades ne la tolèrent pas en la prenant par la bouche, on peut l'administrer sous forme d'injections sous-cutanées ou en suppositoires. La liqueur de Fowler, les vins vieux, une bonne alimentation, ainsi que le séjour à la campagne, ou tout au moins loin des foyers paludiques, doivent faire obligatoirement partie du traitement. Cependant lorsque cette congestion du sommet aura disparu et que l'état général sera amélioré, on ne doit pas arrêter là le traitement. Pendant plusieurs mois le malade doit continuer à prendre de la quinine à petites doses tous les mois pendant dix jours.

Les congestions pulmonaires chroniques du sommet des arthritiques, goutteux et rhumatisants chroniques, réclament le traitement de la diathèse arthritique qui est la prédisposition initiale. Les carbonates, les toniques et les stimulants, la médication sthénique et révulsive, sont ce qu'il y a de mieux à mettre en pratique (Bouchut) : 1° en hiver il faut donner l'huile de foie de morue, si elle ne provoque pas la diarrhée ; 2° on donnera l'arséniate de soude ou de potasse. Toutefois ne pas s'en servir dans les congestions pulmonaires chroniques, si les malades ont de la fièvre (Bouchut) ; 3° les vins de quinquina, mais après les repas, car ces vins empêchent la sécrétion gastrique et augmenteraient l'anorexie (Renaut) qui est de règle chez ces malades ; 4° révulsions cutanées, coton iodé, teinture d'iode ou teinture d'huile de croton dix gouttes (Bouchut) ; 5° voyage, séjour à la campagne et les eaux minérales sulfureuses et arsenicales.

« Ce n'est pas une chose indifférente que le choix des eaux minérales à faire prendre pour guérir la congestion pulmonaire chronique simulant le premier degré de la tuberculose des poumons ; et cela est d'autant moins indifférent, que si vous vous trompez en envoyant à certaines eaux de véritables phtisiques, vous pouvez leur faire le plus grand mal. » (Bouchut.)

Les eaux qu'il faut donner à ces malades sont les eaux sulfureuses. Mais elles provoquent d'abondantes hémoptysies chez les bacillaires, elles aggravent la tuberculose. On comprend combien il est important que le diagnostic soit sûr. Mais ces eaux peuvent faire cracher du sang, même à ceux qui n'en ont jamais craché, aussi pour prévenir cet accident, Bouchut recommande de mitiger la force des eaux en les coupant d'eau de coquelicot, de petit-lait, de sirop de gomme, et c'est à ce point que souvent on les ordonne à une faible dose ; une cuillerée dans un verre de véhicule. Autant ces eaux sont dangereuses aux tuberculeux, autant elles sont utiles pour les congestions pulmonaires chroniques du sommet. « Ce qui guérit par les eaux sulfureuses, dit Bouchut, c'est la congestion chronique du poumon et non la tuberculose. Si on a prétendu avoir guéri des tuberculeux par ces eaux, c'est qu'on s'est trompé et qu'on a pris pour de la tuberculose pulmonaire, de simples congestions chroniques, des pneumonies chroniques, des pleurésies chroniques et des dilatations bronchiques dans lesquelles se produisent de gros râles humides, semblables à ceux qu'on entend dans les cavernes tuberculeuses. »

On fera boire les eaux sulfureuses en petite quantité pour éviter l'irritation des bronches et on augmentera progressivement, suivant la tolérance du malade.

On fera respirer les malades dans les salles d'inhalation. Au Mont-Dore on a l'habitude, dit Bouchut, de donner des bains très chauds jusqu'à la ceinture. Ce procédé est très utile, car il fait l'effet d'une grande ventouse, par la congestion qu'il produit dans toute la partie inférieure du corps et aide singulièrement la résolution de l'état hypérémique ou inflammatoire des bronches et des poumons.

Enfin, contre les congestions pulmonaires chroniques du sommet consécutives à une rougeole ou à une coqueluche, on donnera la liqueur de Fowler et l'huile de foie de morue en même temps qu'on fera de la révulsion locale.

En résumé il y a deux traitements :

a) Traitement causal, qui visera la diathèse ou la maladie principale aux dépens de laquelle la congestion pulmonaire du sommet s'est installée ;

b) Traitement local, consistant en la révulsion.

CONCLUSIONS

I. — Il ne faut pas trop se hâter de croire à l'existence d'une tuberculose pulmonaire du sommet, quand il n'existe, comme éléments de diagnostic, que les signes stéthoscopiques ; car il existe une forme de congestion pulmonaire, qui peut être aiguë ou chronique, se localisant exclusivement aux sommets et qui simule parfaitement la tuberculose.

II. — Cette congestion pulmonaire du sommet se présente :

a) Comme maladie propre ;

b) Comme état pathologique lié à une autre maladie, dont elle est une complication.

III. — Comme maladie propre, elle se rencontre chez les arthritiques, les goutteux et les rhumatisants chroniques.

Comme état pathologique lié à une autre maladie, cette congestion se rencontre dans : 1° la fièvre typhoïde ; 2° le rhumatisme polyarticulaire aigu ; 3° la grippe ; 4° la rougeole ; 5° la coqueluche ; 6° la cachexie palustre ; 7° la néphrite ; 8° certaines myocardites ; 9° l'aortite aiguë ; 10° l'empyème ; 11° l'ulcère de l'estomac ; 12° l'hystérie ; 13° le goitre exophtalmique ; et 14° la cachexie néoplasique.

IV. — Pour les congestions pulmonaires aiguës du sommet, la marche de la maladie, la mobilité et la fugacité des signes stéthoscopiques, permettront en quelques jours de soupçonner sa nature non bacillaire, à condition d'ausculter quotidiennement le malade.

Pour les congestions chroniques du sommet, c'est surtout aux antécédents du malade qu'il faut demander la solution du problème. Il est entendu que l'examen des crachats quand il y en a ne doit pas être négligé. Enfin, une potion avec 2 grammes de poudre d'ergot de seigle ou avec de l'extrait de rathania, ou avec du tannin pourrait aider le diagnostic si les signes stéthoscopiques se modifient sensiblement après leur administration.

V.— Quand cette congestion pulmonaire du sommet est liée à une autre maladie, c'est celle-ci qu'il faut traiter pour voir disparaître la prétendue tuberculose. Tel est le cas de la congestion du sommet liée à la fièvre typhoïde, au rhumatisme aigu, au paludisme, à l'aortite, à la néphrite, etc.

Lorsqu'une congestion du sommet est de nature arthritique, c'est la diathèse qu'il faut traiter. On prescrira les alcalins. les eaux sulfureuses à petite doses, bains chauds jusqu'à la ceinture, toniques, révulsifs locaux, voyage, bonne nourriture et séjour à la campagne.

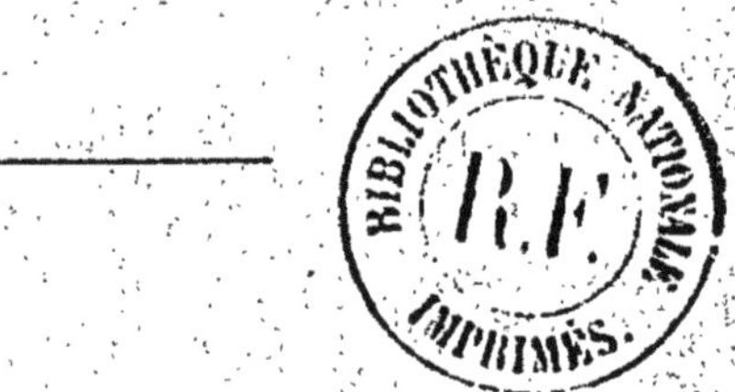

INDEX BIBLIOGRAPHIQUE

Antoin. — Des hémoptysies arthritiques. Th. de Bordeaux 1893.

Bernheim. — Leçons de clinique médicale. Nancy 1877.

Bouchut. — Des congest. pulm. chron. simulant la tuberculose au premier degré. *Gaz. des hôpitaux*, 1863.

— Thérapeutique de la congest. pulm. chronique, *Gaz. des hôpitaux*, 1869,

Bourgon. — Des signes du début de la tubercul. pulm. Th. de Paris, 1898.

Bouveret. — Traité de l'empyème, 1888.

Broussais. — Histoire des phlegmasies ou inflam. chron. 1822.

Bruil. — *Gaz. he'dom.*, janvier 1897.

Chatin et Collet. — De la grippe pseudo-phymique, *Lyon médic.* 1891,

Collin. — Du diagnost. des affect. pulm. de nature arthritique Paris 1882,

— Congest. pulm. de nature arthrit. 1874.

De Brun. — La tubercul. pulm. en Syrie. Tubercul. et impaludisme. *Sem. méd.* 1888,

— Du pneumo-paludisme du sommet, *Revue de médecine* 1895.

Duba. — De la pseudo-tubercul. d'origine paludéenne. Th. de Lyon 1891.

Egger. — Étude clinique sur la forme pseudo-phyumique de la grippe. Th. de Lyon 1894.

Espina y Capo. — Congrès pour l'étude de la tubercul. *Sem. médicale*, 1888.

Grancher. — Le diagnost. précoce de la tubercul. pulm. *Bulletin médical*, 1895.

Huchard. — Traité des maladies du cœur et de l'aorte, 1893.
— Congrès méd. de Rouen. *Union méd.*, 1883.

Jaccoud. — Leçons cliniques, 1886.

Laplan. — Contribution à l'étude des formes cardio-pulm. de l'aortite. Th. de Montpellier 1886.

Leudet. — Des effets immédiats et éloignés des Eaux-Bonnes dans le trait. de la tubercul. *Gaz. des hôpitaux*, 1868.

Lyonnais. — Des localis. pulmonaires, dans la dothiénenterie, *Province médicale*, 1891.

Marfan. — Traité de méd. (Charcot). Articles : Tubercul. pulm. et Congest. pulm.

Ménard. — Essai sur la congest. pulm. localisée aux sommets, Th. de Paris, 1875.

Mesnard. — Sur un cas de congest. pulm. active du sommet au début d'une fièvre thyphoïde. *Gaz. des hôpitaux des sciences médic. de Bordeaux*, 1886.

Mollard et Bernoud. — Les troubles de l'appareil respirat. dans le goître exophtalm. Un cas d'œdème du poumon simulant la tubercul. *Journal des praticiens*, N° 22 et 23, 1898.

Moutard-Martin. — *Bullet. de thérapeutique*, 1872, page 394.

Muzon. — La grippe chronique à forme tuberculeuse. Th. de Lille, 1894.

Potain. — Pathogénie des malad. de l'appareil respirat. *Gaz. des hôpit.*, 1888.
— Des manifest. pulm. de la goutte. *Gaz. des hôpit.*, 1890.

Renault-Molard. — Traité de thérapeutique (Robin). Article Trait. de l'œdème du poumon.

Socalowski. — Formes larvées de la tubercul. pulm. *Sem. méd.*, 1890.

Vidal. — Traité de méd. (Charcot). Art. Rhumatisme.

Woillez. — Congest. pulm. *Archives de méd.*, 1854, 1855, 1866.

— Traité de clinique des mal. aiguës des org. respir. Paris, 1872.

— Traité théorique et clinique de percussion et d'auscultation, Paris, 1879.

LYON

Imprimerie A. STORCK & Cⁱᵉ

Rue de la Méditerranée